实用
餐饮卫生
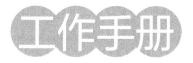

孟　洋　张传福　主编

民主与建设出版社
·北京·

前　言

　　餐饮服务是民生行业，其工作范畴和广大人民群众的基本生活息息相关。从食品原料采购、运输、储藏，到清洗、加工、销售等各环节都存在污染的可能，要确保每个餐饮环节的卫生，从业人员需要具备丰富的食品卫生知识。本书作者从事食品卫生监督监测工作多年，针对餐饮工作中的常见问题、多发问题，组织人员编写了这本《实用餐饮卫生工作手册》。

　　该书从餐饮单位选址、餐饮单位卫生管理制度、食品原材料采购与贮存、加工制作卫生要求、合理膳食营养、有害生物防控、食品安全风险防控7个方面入手，深入浅出地进行了规范化、细致化的介绍。该书操作性强、繁简适度，具有理论性、系统性和实用性，是餐饮从业人员的必备手册，其对规范性指导食品从业人员岗位技能，确保食品安全，起到了一定的参考作用。

　　本书由中国人民解放军疾病预防控制中心孟洋副研究员和张传福研究员主编。参编人员有解放军总医院第五医学中心宋添添老师、解放军总医院第二医学中心郝亚静老师、解放军疾病预防控制中心石华老师、白宇超老师。由于本书餐饮卫生知识涉及内容较广，加之作者的水平有限，编写过程中如有不完善和遗漏之处，敬请读者批评指正。

编　者

2023年12月

目录

第一章

餐饮单位选址与设备设施卫生要求

餐饮单位的建筑、布局、设施、设备是否符合卫生要求直接影响着食品安全。餐饮单位的选址、设计是否达到餐饮卫生标准，对防止食品污染，保证餐饮卫生质量有着重要意义。

第一节　餐饮场所设计与布局的卫生要求

1.1 选址

1.餐饮场所应建在地势较高，地下水位低，无有害气体和烟雾影响的地方，25m内不得有垃圾场、畜舍、粪坑式厕所等污染源。

2.餐饮场所应选择地势干燥、有给排水条件和电力供应的地区，应同时符合市政规划、环保和消防的有关要求。

3.餐饮场所选址应符合城镇规划，环境功能、饮食卫生和环境保护的要求，同时要与周边自然和人文环境相协调。

4.新建住宅楼内不宜设置餐饮场所，现有住宅楼内不宜新设置产生油烟污染的餐饮场所。

5.博物馆、图书馆、档案馆等的主体建筑内不宜设置产生油烟污染的餐饮场所。

1.2 布局

1.功能分区

（1）餐饮单位按功能将工作区划分为食品处理区、非食品处理区及就餐区。

（2）食品处理区是对食品进行加工操作集中的区域，应设置在室内，包括粗加工、切配、烹制、专间、备餐、餐饮具消毒、食品库房等场所。

（3）专间主要指凉菜间、裱花间、备餐间等加工存放直接入口、容易腐败变质食物的高风险区域。专间内不得设置明沟，地漏应能防止废弃物流入。

（4）非食品处理区包括办公场所、卫生间、更衣室、杂物库等。

（5）设独立隔间、区域或设施，存放清洁工具，并有明显的区分标识。

（6）就餐区是进餐的区域。

2.建筑结构

（1）餐饮加工场所天花板应选择浅色、无毒、无味、防潮、防尘积，表面涂物不易脱落、耐高温、耐腐蚀的材料；水蒸气较多的加工场所的天花板应有适当坡度，在结构上减少凝结水滴落。

（2）烹调场所天花板离地面宜在2.5m以上，不同规模的餐厅室内净高应参照《饮食建筑设计规范》的具体要求。

（3）清洁操作区、准清洁操作区及其他半成品、成品暴露场所屋顶若为不平整的结构或有管道通过，应加设平整易于清洁的吊顶。

（4）餐厅建筑结构应坚固耐用防潮，加工间墙壁应抹1.5m以上的水泥或贴浅色光面瓷砖墙裙；墙角顶角应呈弧形，便于清洗。

（5）餐厅的门、窗应采用不易变形、不吸水的坚固材料制作，门、窗应严密，有防蝇防鼠设施；内窗台呈斜坡式或采用无窗台结构。

（6）供应自助餐的餐饮单位或无备餐专间的快餐店和食堂，就餐场所窗户应为封闭式或装有防蝇防尘设施；门应设有防蝇防尘设施，以设空气幕为宜。

1.3 流程

1.餐饮单位布局应符合加工程序，按照原料进入、原料加工制作、半成品加工制作、成品供应的流程合理布局。

2.食品加工处理流程应为生进熟出的单一流向，并应防止在存放、操作中产生交叉污染；成品通道出口与原料通道入口，成品通道出口与使用后的餐饮具回收通道入口均应分开设置。无法分设时，应在不同时段分别运送原料、成品、使用后的餐饮具，或者使用无污染的方式覆盖运送成品。

第二节　餐饮场所设施的卫生要求

2.1　采光照明设施卫生要求

1.加工经营场所应有充足的自然采光或人工照明，食品处理区工作面的强度不低于220lux，其他场所不应低于110lux。光源应不改变所观察食品的天然颜色。

2.安装在食品暴露正上方的照明设施宜使用防护罩，以防止破裂时玻璃碎片污染食品。

3.定期擦拭灯具、灯管，以避免污染物累积而降低灯具的照明效率。

4.冷冻（藏）库房应使用防爆灯。

2.2　通风排烟设施卫生要求

1.烹调场所应采用机械排风。

2.食品处理区（冷冻库、冷藏库除外）和就餐区应保持空气流通。

3.专间应设立独立的空调设施，应定期清洁消毒空调及通风设施。

4.灶间蒸气与油烟形成的上方，应安装烟筒式自然抽风装置。

5.油烟排气口应装有易清洗、耐腐蚀并可防止有害生物侵入的网罩。

6.产生大量蒸汽的油烟设备应防止结露，并做好凝结水的引泄。

7.油烟罩每日清洗，油烟机管上的油渍定期定时找专业人员清除。

2.3 集中空调设施卫生要求

1.严格贯彻执行《公共场所空调系统卫生管理办法》，按要求对系统进行检测、维护，并做好检查、维护记录。

2.集中空调通风系统的新风应当直接来自室外，严禁从机房、楼道及吊顶等处间接吸取新风。

3.新风口应远离餐饮单位的排风口、开放式冷却塔和其他污染源，并设置防护网；送风口和回风口应当设置防鼠装置，并定期清洗，保持风口表面清洁。

4.消毒应由专人负责，并做好消毒记录。

2.4 供水设施卫生要求

1.供水应能保证加工需要，水质应符合GB 5749《生活用水卫生标准》规定。

2.不与食品接触的非饮用水管道系统和食品加工用水的管道系统可见部分应以不同着色明显区分，并应以完全分离的管路输送，不得有逆流或相互交接现象。

3.每年对供水设施进行一次全面的清洗、消毒，检测合格后方可使用。

4.供水工作人员必须取得健康体检/卫生培训合格证后方可上岗工作，在工作中应保持良好的卫生习惯和行为。

5.供水水质一旦出现异物、异色、异味或其他感官性状异常时，应停止供水，查明原因，水质得到改善并检测合格后方可恢复供水。

2.5 排水设施卫生要求

1.需经常冲洗的场所和排水沟要有一定的排水坡度，地面应用无毒、无异味、不透水的材料铺设。

2.排水沟内不得设置其他管路，侧面和底面接合处宜有一定弧度，排水沟出口应设有防止有害生物侵入的装置。

3.排水的流向应由高清洁操作区流向低清洁操作区，并有防止污水逆流的设计。

4.清洁操作区内不得设置明沟，地漏应能防止废弃物流入及浊气逸出。

5.废水应排至废水处理系统或经其他适当方式处理。

2.6 洗手消毒设施卫生要求

1.就餐场所应设有足够数量的供就餐者使用的专用洗手设施。

2.洗手设施的排水应配备防止污水逆流、有害生物侵入及臭味产生的装置。

3.洗手消毒设施附近应设有相应的清洗、消毒用品和干手设施。

4.自动干手器外表干净，出风口无污迹，插座、电源线干净无黑迹。

5.洗手间应配备洗手液，有条件的备有一次性擦手纸。

6.洗手盆内侧应洁净、无污垢，水龙头应光亮。

7.镜子表面应无污迹、无水珠、有光洁度。

2.7 废弃物暂存设施卫生要求

1.食品处理区会产生废弃物或垃圾的场所均应设有废弃物容器，废弃物容器应与加工用容器有明显的区分标识。

2.废弃物容器应配有盖子，以坚固及不透水的材料制造，内壁应光滑便于清洗。

3.废弃物容器应防止有害生物的侵入，防止不良气味或污水溢出。

4.废弃物每天至少清除1次，清除后的容器应及时清洗，必要时进行消毒。

5.在加工经营场所外适当地点宜设置结构密闭的废弃物临时集中存放设施。

6.餐厨废弃物处理应符合市政管理、环保部门的要求。中型以上餐馆、食堂、集体用餐配送单位和中央厨房，宜安装油水隔离池、油水器等设施。

7.应索取并留存餐厨废弃物收运者的资质证明复印件（需加盖收运者公章或由收运者签字），并与其签订收运合同，明确各自的食品安全责任和义务。

8.应建立餐厨废弃物处置台账，详细记录餐厨废弃物的处置时间、种类、数量、收运者等信息，废弃物处置记录表示例见附录D。

2.8 卫生间设施卫生要求

1.卫生间不得设在食品处理区。

2.卫生间应采用冲水式，卫生间地面、墙壁等应采用不透水、易清洁、不易积垢的材料。

3.卫生间应保持灯具的完好和排风扇正常工作；卫生间镜子表面应无污迹、无水珠、有光洁度。

4.卫生间内应无异味，推荐放置樟脑丸，以保持空气清新。

5.大、小便池内外侧应干净、无杂物、无污物；纸篓内有厕纸时应及时更换新垃圾袋。

6.卫生间与外界直接相通的门能自动关闭，出口处应设置洗手设施。

7.卫生间应每日专人清洁并记录，卫生间清洁记录表示例见附录E。

2.9 员工更衣室卫生要求

1.餐饮从业人员进入操作间前应更衣、洗手。

2.更衣场所与加工经营场所应处于同一建筑物内，有独立单间，有适当的照明，并位于食品处理区入口处。

3.更衣场所应有足够大小的空间、足够量的更衣设施，每天专人进行打扫，保持卫生。

4.个人物品必须放置于更衣场所规定位置，并保持物品整齐。

第三节　常用卫生设备

3.1 冷藏设备

1.冰柜

（1）冰柜应专人负责管理，冰柜内架和门应保持洁净，不得有异味。每日擦洗，保持外观清洁。

（2）冰柜顶部禁止堆放其他物品，冰柜门使用时应即开即关。

（3）冰柜柜门应贴有存放食品类别标志（成品、半成品、原料）。

（4）冰柜内食品应按顺序存放、生熟分开、先进先出；成品与半成品、半成品与原料应分开放置，不得在同一冰室混放；熟食品在上、生食品在下。

（5）存放于冰柜内的食品，为防止变味及干燥，需用有盖的容器盛装或用保鲜膜密封。

（6）随时检查冰柜制冷情况和冰柜内的温度，如出现异常问题及时修理，以确保冰柜的正常运行。

2.冷库

（1）冷库分为冷藏、低温、高温冷库。

（2）建筑面积大于1000m²的冷库应至少设两个冷藏门，面积小于1000m²的冷库可只设一个冷藏门，冷藏门内侧应设有应急内开门锁装置，并应有醒目的标识。

（3）不同的冷库应放置适合本产品温度范围内的食品，且保留一定间隔，存放物品以70%为上限，以保证冷库内冷空气正常循环。

（4）存放于冷库的食品应放置在货架或地台板上，存放的肉及肉制品的库温控制在-18℃以下；存放蔬菜瓜果的库温控制在0～13℃，存放鲜蛋的温度控制在0～4℃。

（5）冷库应经常进行除霜，做到霜薄气足；为防止食品变味及干燥，入库的食品须用保鲜膜包好或装在密封容器中。

（6）食品按顺序存放、生熟分开、先进先出；成品与半成品、半成品与原料分开放置；勿将热的食品直接放入冷库。

（7）应尽量减少冷库开关门次数，存取食物后应将门关严，以免冷气散失；若关门不严，压缩机会常开不停，容易烧坏压缩机。

（8）冷凝器的散热片如堵塞，制冷效果会下降，每月应清扫一次冷凝器，清理时应切断电源，用毛刷刷净灰尘。

（9）应定期对冷库进行卫生消毒、除味工作。

3.2 消毒设备

1.洗碗机

（1）放置餐饮具时，首先把餐饮具表面上的残渣清理干净，再放入洗碗机，不仅可以提高洗涤效果，还可以保护洗碗机。

（2）餐饮具摆放要合理，不能乱放或重叠，不能放置过多的餐饮具，不然会降低洗涤效果。

（3）餐饮具摆入后加入洗涤剂。洗碗机应用专用的洗涤剂，否则容易导致洗碗机损坏。

（4）洗涤完毕后，应及时清洁过滤器积存的污物。洗碗机每次使用后让其处在通风状态，可以提高洗碗机的干燥效果。

（5）洗碗机内必须保持清洁干净，为防止洗碗机内部产生异味，应定期对内部结构进行清洗消毒。

（6）耐温低于90℃的餐饮具，如高级漆器餐饮具、纸制品餐饮具等不应放入洗碗机内清洗，以免洗涤烘干后变形。

2.红外线高温消毒柜

（1）红外线高温消毒柜主要是利用红外线发热，在密闭的柜内产生120℃高温并保持10分钟以上，从而达到杀菌的目的。这种消毒方式具有速度快、穿透力强的特点，适用于耐高温的餐饮具。

（2）餐饮具应洗净沥干后再放入消毒柜内消毒，以降低电能消耗。

（3）餐饮具应按餐饮具的种类、大小、留有间隙，避免堆叠，立插于消毒柜内进行消毒。

（4）消毒结束后，柜内仍处于高温，容易烫伤皮肤，一般要经10～20分钟后，方可开柜取物。

（5）要定期对消毒柜进行清洁。清洁时，应先拔下电源插头，用湿布擦拭消毒柜内外表面，禁止碰撞石英加热管，禁止用水冲淋消毒柜。

（6）消毒柜应水平放置，干燥通风，离墙大于30cm。应经常检查消毒柜门封条是否密封良好，以免热量散失影响消毒效果。使用时，如发现石英管不发热说明消毒柜出了故障，应停止使用，立即送去维修。

3.蒸汽消毒柜

（1）蒸汽消毒柜是通过高温蒸汽对餐饮具消毒的消毒柜。

（2）消毒柜应放置于干燥通风的地方，离墙大于30cm。

（3）已冲洗的餐饮具应分类立插于消毒柜内，利于沥水，并应留有间隙，避免堆叠。

（4）蒸汽消毒柜消毒餐饮具需达到100℃，10分钟以上。

（5）消毒完毕后，如果暂不使用餐饮具，不要打开柜门，以免烫伤。

（6）应经常检查消毒柜门封条是否密封良好，以免热量散失或蒸汽溢出，影响消毒效果。

4. 刀具砧板组合消毒柜

（1）采用臭氧加紫外线双重消毒功能进行杀菌消毒，专用于塑料、胶木砧板等受高温易变形的物品以及刀具的专用消毒柜。

（2）消毒柜应安放在阴凉干爽的地方，周围无易燃、易爆物品，柜体离墙10cm以上。

（3）刀具清洗干净后才能放进消毒柜，禁止将未清洁干净的刀具放进消毒柜消毒，否则易造成污垢表面炭化。

（4）如果在使用过程中发现，不经过任何透光物体可直接看到紫外线发出的光线时，应马上停止使用，并通知专业人员进行维修。

（5）应以适当的力度开关柜门，必要时可用手稳住，以克服磁吸力，严禁野蛮开、关柜门。

（6）消毒柜结束工作20分钟后才能打开柜门，以免臭氧泄漏或烫伤。

（7）应每日对消毒柜进行消毒保洁，做到无尘、无灰、无渣。

5. 专间紫外线灯

（1）紫外线灯功率不小于$1.5w/m^3$，强度大于$70uw/cm^2$。专间内紫外线灯应分布均匀，距离地面2m以内。

（2）紫外线灯由专人负责使用，其他人未经负责人允许不能随意使用。

（3）使用紫外线灯消毒前应巡视房间，确保室内无人，并锁好门以后才可以进行消毒。用紫外线灯消毒室内空气时，房间内应保持清洁干燥，减少尘埃和水雾。

（4）每次使用完毕后，应仔细填写紫外线消毒灯使用登记本，定期擦拭灯管，保持无灰无尘，紫外线消毒灯使用记录表示例见附录F。

（5）负责人每天检查紫外线消毒记录情况并定期检查紫外线设备，及时进行维护，紫外线灯管使用寿命累计达到 1000 小时应及时更换灯管。

3.3 留样设备

1. 留样冰箱

（1）食堂应指定专人负责使用留样冰箱，并上锁。

（2）食品留样冰箱应为专用冰箱，并有"留样专用"标识，冰箱内严禁存放与留样无关的物品或食品。

（3）留样冰箱应配有温度控制及显示屏幕（如无温度显示，应于冰箱内放置温度计）。

（4）留样冰箱的工作温度应控制在 0～4℃之间，随时观察冰箱温度及冰箱密封条的密封情况。

（5）冰箱应保持清洁无异味，每天用有效氯浓度为 250mg/L 的消毒液擦拭消毒。

2. 留样容器

（1）留样容器容量大小应根据留样品种合理选择，以便于存放样品。

（2）留样容器材质的选择，应易清洗，易消毒。

（3）留样容器应清洁干净，经消毒后方可使用。

（4）应一种食品使用一个留样容器，每餐每份留样的食品按规定不得少于 125g。

（5）使用专用工具（勺子、筷子）取样，不同餐品留样应更换干净的工具。

（6）留样人的手禁止接触留样容器内壁。

（7）留样食品冷却后，应在其外部贴上标签，标明留样日期、时间、品名、餐次，留样人等相关信息。

（8）留样食品应按日期、餐次分开摆放，整齐摆放于留样冰箱内。

（9）留样食品必须在冷藏条件下保存 48 小时以上。

（10）留样的食品如有异常，应立即封存，送食品卫生部门进行检验。

3.4 检测设备

1. ATP荧光检测仪

（1）ATP荧光检测仪基于萤火虫发光原理，利用"荧光素酶-荧光素体系"快速检测三磷酸腺苷（ATP）。

（2）由于所有生物活细胞中含有恒量的ATP，所以ATP含量可以清晰地表明样品中微生物与其他生物残余的多少，微生物残留越多，发光强度（RLU值）越大；发光强度（RLU值）越大，微生物感染几率越高。

（3）ATP荧光检测仪携带方便，界面简洁，易操作，检测结果精确、稳定。餐饮业常用于判断餐饮具卫生状况。

（4）使用ATP荧光检测仪应避免采集残水过多的表面。

（5）采样棒应冷藏保存，温度为2～8℃。

（6）取出冷藏的采样棒后需在室温环境中放置10分钟后再使用，否则结果会不准确（易偏低）。

（7）采样棒准备采样时不要上下剧烈振荡，左右来回振荡5秒即可。

（8）不要将采样棒遗留在仪器中，否则将可能污染检测腔。

2. 食品快速检测试剂卡/盒

（1）食品快速检测试剂卡/盒：检测灵敏度高，检测成本低，检测速度快。可及时控制、减轻、消除食品突发事故及有毒有害物质对人体潜在的危害，降低食物中毒发生率，提高工作效率。

（2）快速检测试剂：常用的有农药速测卡、茶叶农药速测卡、菊酯类农药残留速测盒、亚硝酸盐速测管、吊白块速测管、甲醛速测管、酸价测试卡、过氧化值测试卡、二氧化硫速测盒、有毒扁豆速测试剂盒、工业碱速测包（用于水发产品）、砷/锑/铋/汞/银化物检测试剂、肉类新鲜度速测盒、硝酸盐速测管、毒鼠强速测管、敌鼠钠盐速测包、鼠药氟乙酰胺速测管等。

3.食品中心温度计

（1）用于测量食品内部、液体内部温度。

（2）采用不锈钢探针式封装，整机采用防水设计，反应速度快，适合潮湿环境使用。

（3）使用时与食品接触的部位应当保持清洁卫生，以避免出现交叉污染的情况。

（4）温度计应在测量之前和之后进行彻底清洁消毒，避免温度计污染。

第四节　后厨常用加工设备

4.1　切配区常用加工设备

1.打蛋器

（1）机器使用后应及时清洗消毒，防止蛋液凝固在搅拌器表面。清理时不得用锐器刮削搅拌器表面，也不得用喷水管直接冲洗。

（2）使用电动打蛋器时机器不可长时间连续工作，一般连续工作3～10分钟休息一次，以延长电机寿命。

（3）机器变速箱每年应检修一次并更换新的润滑脂，升降导轨处应定期加注润滑油以使升降灵活。

（4）变速箱下的接油环可能会有积油，必要时取下接油环倒去积油并擦拭干净。

（5）不得高速搅拌黏稠物料，超负荷使用会导致零部件损坏，并使机器的使用寿命缩短。

（6）所有维护及保养工作都必须在切断电源后进行，长期不使用时应拔掉电源插头。

2. 绞肉机

（1）绞肉机是将原料肉按不同工艺要求加工成规格不等的颗粒状肉馅。

（2）绞肉机使用前工作人员须穿好工作服，扎好袖口，头发盘入工作帽内，再擦拭仪器，清洁各部分可清洗的零件，清去表面的浮灰。

（3）绞肉时，先将肉剔骨切成小块（细条状），再均匀添加肉块，不能一次性过多，以免影响电机功能。

（4）使用过程中，如出现开机不转等情况，应立即切断电源，停机后检查原因。

（5）勿绞切冻肉、多汁蔬菜及含盐量高的食品。

（6）使用绞肉机过后，防止肉沫碎屑凝固在搅拌器表面，立即清洗消毒；清洗设备时，不得用水管冲洗，以免电器设备发生故障。

3. 冻肉切片机

（1）使用前，冷冻的鲜肉须提前放入冷藏室，解冻后再切片，否则会造成肉片碎、裂、断，机器行走不顺等现象。

（2）工作人员切肉前应擦拭清洁机器，再将载物台移至最右边，露出加油口，向其中加油，多次横向载物台，使润滑油均匀分布。

（3）开机时检查刀片上有无异物，检查刀具护板是否盖实，检查磨刀砂轮是否远离刀片。

（4）检查无误后，接通电源，打开开关，让其自动运转，使用人员不能远离设备，以防发生意外。

（5）调节切割厚度，先将厚度调至最大，再调至需要厚度，调好后将夹具打开，放入物料，夹实并落下重锤。

（6）切肉出现厚薄不均匀或碎肉较多时则需要磨刀，磨刀时应先将刀片清除干净，去除刀片上的油渍。

（7）使用后，清理切片机时必须切断电源，取下废料及半成品，打开刀具护板，将刀片清洗后，再用干抹布抹干，上润滑油；载物台需要彻底清理干净，不得残留有碎屑及碎肉。

（8）如长时间不使用切片机，需要用塑料布盖住，防止加油孔布灰，并每周加油一次，保护内部结构，每次5滴左右。

4.2 面点区常用加工设备

1.压面机

（1）压面机是把面粉跟水搅拌均匀后代替传统手工揉面的食品机械。

（2）压面机工作时左、右侧门均应关闭，调试中需开门时应注意安全，防止意外人身伤害或损坏设备。

（3）机器运转中，切勿将手或其他异物伸向轧辊内，以免发生危险或损坏零件。

（4）压面切面转换时，应在机器停止运转的情况下操作，以免发生危险。

（5）检查或排除故障时，应先切断电源，严禁边运转边排除故障，以免造成人身伤害。

（6）当压面机正在满负荷运转而突然停电时，应将轧辊间隙调大，送电开机后，再将轧辊间隙调小，切忌中途满负荷起动，以免损坏机器。

（7）使用过后，立即清洗消毒，清洗设备时，应用湿毛巾进行擦拭清洁，不得用水管冲洗，以免电器、设备发生故障。

2.和面机

（1）和面机使用前将机器清洁干净，工作人员须穿好工作服，扎好袖口，头发盘入工作帽内，放入适当面粉和水，不要过量以免损坏机器。

（2）机器应放于平整地面，务必使四脚触地并固定安装好，方能运转平稳。机器不可紧靠墙面或物品使用，每边间隙至少15cm以上，保持通风，使其利于操作。

（3）不要用力拉电源线，防止电源线脱落引起漏电和触电事故。

（4）每次使用完毕后，应及时清理干净搅拌器和搅拌桶，确保干净卫生，清理时不得用锐器刮削搅拌器表面及面斗壁，也不得用喷水管直接冲洗。

（5）需定期加注适量润滑油，以保证机器润滑，长时间不使用时，应拔掉电源插头。

3. 饺子机

（1）饺子机是把和好的面调好的馅放到机器的指定入料口，开动机器就可以生产出成品饺子，饺子机具有生产速度快、成品高、省时省力等优点。

（2）开机前应仔细检查电源开关、成型模具、饺子车内及面皮传送带是否正常。

（3）将切好的面放置在面架上，打开电源开关，使机器处于通电状态。点击输入启动按钮，将面依次通过各道轧辘。

（4）启动成型模具按钮，使其转速与输面转速工艺要求匹配，此时面带通过成型模具变成饺子形状，使面皮重量达到工艺要求。

（5）开启输箱开关，调整转速。机器运行过程中如果出现故障，应立即断开电源停机，及时处理故障。

（6）每次工作结束时，断开电源，及时清洗饺子机，保证清洁卫生。

4. 馒头机

（1）使用馒头机时，应清除机身内外的杂物，并保持所有器件干燥。

（2）不要将机器置于高温下和高温燃具旁边，应和墙壁保持至少10cm的距离，以免热辐射污染墙壁。

（3）馒头机应有专人操作使用，以免不熟悉性能操作而发生事故。机器启动后，严禁用手在面斗内翻动。机器发生故障时，必须立即停机检查，待故障排除后才能使用。

（4）为防止面团黏结影响馒头坯表面质量，干粉装置器内应保持充足的干面粉，并使面刷正常工作，使面粉连续均匀地撒布。

（5）应按产品说明书要求及时进行润滑保养，以延长机器的使用年限，机器发生较大故障时，要由专业人员修理，不得随意拆卸。

（6）每次使用后，应等到机器机身完全冷却后，用柔软的湿布擦洗机身及顶盖，不应把整机或内桶浸入水中，只需将水倒入内桶，清洗其内部即可。

（7）不得用于本产品功能以外的用途，以免造成机器损坏或人身伤害。

5.电饼铛

（1）插上电源插头，打开电源开关，加热指示灯亮时，电饼铛预热完成，电饼铛烤制过程中不断加热，以维持恒定温度，因此加热指示灯与食物是否烤熟没有直接关系。

（2）使用电饼铛时，应根据所烙食品性质选择合适的温度，一般在150～220℃，起落上铛应轻起轻落，防止撞击以免震断电热丝。

（3）放入将要烤制的食品后盖好盖，面饼制作过程中，严禁用手触摸发热盘及产品表面，以免烫伤。

（4）当电饼铛四周热气变小时表明食物已熟，使用完毕。断电后稍等几分钟，用湿抹布擦拭清洁，长期存放时应使用清洁剂进行清洗。

（5）本机不得露天使用或旋转，避免雨淋，使用过后，应立即清洗消毒，清洁时严禁用水冲洗。

6.豆浆机

（1）机头、耦合器、底座及电源插座勿进水，如进水，必须擦干净后才能使用。

（2）机器工作后期或者工作完成后，勿拔插电源插头或重新按键执行工作程序，否则可能造成豆浆溢出。

（3）倒豆浆时，应先将机头取下再倒豆浆，以免机头滑落伤人。

（4）豆浆机使用过后，立即清洗消毒待用。

（5）因杯体底座中有加热元件，清洗时切勿将其直接放进液体中，以免损坏部件，影响工作。

7.磨浆机

（1）磨浆机是一种磨碎设备，用于大米、大豆、玉米、薯类等粮食类物料的湿磨加工。

（2）使用前应松开搭扣，打开机盖，检查上、下砂轮是否上紧后再接通电源，砂轮旋转方向要与机盖指示板所指的方向一致，切勿倒转。

（3）将充分浸泡的原料加入料斗，打开水龙头，起动电机，转动调节手柄，使渣出得细腻均匀，调整手柄时必须缓慢均匀，以免砂轮直接摩擦损坏机件。

（4）工作完后，用水将料斗冲洗干净并甩干，然后再关闭电机。

（5）松开搭扣，打开机盖，将尼龙滤网卸下清洗干净，以免浆汁凝结，堵塞滤网，保证机体清洁卫生。

4.3 烹饪区常用加工设备

1.制冰机

（1）制冰机是将水通过蒸发器由制冷系统冷却后生成冰的制冷机械设备。

（2）制冰机应安装在平稳的平台上，并调整机器底部的地脚螺钉来保证机器放置水平，否则会导致不脱冰及运行时产生噪音。

（3）制冰机水源应符合生活饮用水标准，并安装过滤器等，以去除水中杂质，避免堵塞水管。

（4）开启电源开关，检查积水盘水量及进水情况是否正常，进水情况正常后，将电源开关扳向上方，开启压缩机即可制冰。

（5）制冰机不能靠近热源，使用环境不应低于5℃，不高于40℃，以避免温度过高影响冷凝器散热，达不到良好的制冰效果。

（6）制冰机使用后要擦拭机器，保持清洁；每天对水源过滤器进行反冲洗，保证水源卫生；每隔一周对制冰机进行清洁消毒，清除储冰箱内冰块，全面清洗储冰箱内部，并进行消毒。

2.电炸炉

（1）使用前检查电炸炉的电源线外皮是否破损、软化、断裂等现象，检查地线连接是否完好。

（2）接通电源前，先将电炸炉内注入色拉油或水，与电炸炉的上沿保持不小于10cm的距离。严禁将加热管干烧。

（3）接通电源后打开开关，同时检查开关工作指示灯运行是否正常，电炸炉有无异常现象，确定无异常现象后方可正常使用，如发现异常，必须马上切断电源。

（4）电炸炉周围地面不得有水、油污、杂物等，避免操作者滑倒造成危险。

（5）操作结束后，先关闭电源，然后把电炸炉从里到外彻底清洗干净，再用抹布擦干待下次使用。

（6）清理电炸炉时，应注意不得将水碰到控制开关处，避免因电炸炉控制开关进水造成设备漏电、短路发生危险。

3.电烤箱

（1）烤箱工作场所应保持空气流通、干爽，柜体离墙15cm以上。烤箱不宜被阳光直接照射及放在潮湿或有腐蚀性物品、气体的场所，不得在烤箱旁堆放易燃物品。

（2）使用时应掌握好烘烤食品的温度、时间。靠近炉门有散热现象，烘烤食品时要翻面，使其受热均匀；操作过程中，操作人员取放烘烤物品时要采取相应的保护措施，以免灼伤或烫伤。

（3）如果在使用过程中发现工作异常时，应立即停止使用并切断电源，通知专业人员进行检修。

（4）不得使用喷射水流清洗，以防溅湿电器部分造成漏电事故。

（5）烘烤中若有食物汤汁滴在电热管上，会产生油烟并烧焦黏附在电热管上，因此必须在冷却后小心刮除干净，以免影响电热管效能。

（6）烤箱使用后应立即清理炉膛内的食品残渣和窗上的油污，以免影响热传递和食品卫生。

（7）不用时应断开电源，再使用时先用湿布将发热盘擦拭干净，上下发热盘擦上少量食用油润滑，长期不用放通风干燥处保存。

4.大锅灶

（1）使用前应检查燃气设备的总阀门、燃烧器上所有开关是否完全关闭，原则上"谁使用，谁负责"，每天查看使用状况。

（2）如发现燃烧器开关未关闭，应立即关闭，并检查炉膛内有无剩气，必要时应将锅撬起，使炉膛内燃气散尽后再放置锅具。

（3）新用户及长期停用用户，使用前必须放散管道设备内的混合气体。经检查确认剩气排除后，方可开启阀门使用。

（4）停用时，应先将所有燃烧器上的开关逐只关闭，然后关闭总阀门。

（5）不得长时间干烧锅体，以免损坏锅体，缩短使用寿命。如长时间使用大火或高温加热，锅底可能会出现一定程度的内凸，属正常现象。

（6）不宜使用尖锐、粗糙的材料擦拭锅灶表面，以免刮伤锅具表面，影响烹饪效果；不应长时间在锅体内存放食物和积水，防止细菌滋生。

（7）烹饪完毕后，及时进行清洗保洁，保证锅台灶面设备清洁卫生；如长时间不用时，应保持锅体干燥，在通风处保存。

5.燃气蒸箱

（1）打开柜门将托盘内的米或面食、肉类放进蒸箱内再关好柜门，同时确认是否有足够水源。

（2）蒸箱内上大气时，可以把火调小。关火时，直接将总开关按至关处，把燃气总阀关好。

（3）取出食品时应该注意身体切勿正对蒸箱及门缝，并尽可能远离蒸箱，缓缓打开门锁，让蒸箱高温蒸汽泄压后打开蒸箱门，取出食品时应戴隔热手套隔热。

（4）使用蒸箱时必须保持足够水量，确保浮球阀开关、水位准确无误，以免发生缺水故障。

（5）蒸箱严禁缺水使用，箱内不得有食物碎屑，用后要及时清洁消毒。

第二章

餐饮单位卫生管理制度

餐饮单位健全的卫生制度是保证食品安全的基础。餐饮单位应根据国家或地方政府有关卫生法规，结合本单位本部门的具体情况，制定配套、健全的卫生管理制度。其范围应贯穿餐饮单位每个工作环节，内容应简明扼要、规范成型，要求餐饮从业人员严格执行、共同遵守。

第一节　食品经营许可

1.1　基本要求

国家对食品生产经营实行许可制度，从事食品销售和餐饮服务活动，应当依法取得食品经营许可。申请食品经营许可需要提交食品经营许可申请材料，县级以上地方市场监督管理部门对申请人提交的许可申请材料进行审查。食品经营许可证发证日期为许可决定作出的日期，有效期为五年。

1.2　食品经营许可申请条件

1.食品经营许可，应当先行取得营业执照等合法主体资格。

2.申请食品经营许可，应当按照食品经营主体业态和经营项目分类提出。

3.具有与经营的食品品种、数量相适应的经营设备或者设施，有相应的消毒、更衣、盥洗、采光、照明、通风、防腐、防尘、防蝇、防鼠、防虫、洗涤以及处理废水、存放垃圾和废弃物的设备或者设施。

4.具有合理的设备布局和工艺流程，防止待加工食品与直接入口食品、原料与成品交叉污染，避免食品接触有毒物、不洁物。

5.具有专职或者兼职的食品安全总监、食品安全员等食品安全管理人员。

6.具有保证食品安全的规章制度及符合食品安全相关法律、法规规定的其他条件。

1.3 食品经营许可申请材料

1.食品经营许可申请书。

2.营业执照或者其他主体资格证明文件复印件。

3.与食品经营相适应的主要设备设施布局、操作流程等文件。

4.食品安全自查、从业人员健康管理、进货查验记录、食品安全事故处置等保证食品安全的规章制度。

1.4 食品经营许可管理

1.食品经营许可证分为正本、副本，正本、副本具有同等法律效力。国家市场监督管理总局负责制定食品经营许可证正本、副本式样,省、自治区、直辖市市场监督管理部门负责本行政区域内食品经营许可证的印制和发放等管理工作。

2.食品经营许可证应当载明：经营者名称、统一社会信用代码、法定代表人（负责人）、住所、经营场所、主体业态、经营项目、许可证编号、有效期、投诉举报电话、发证机关、签发人、发证日期和二维码。

3.食品经营许可证编号由JY（"经营"的汉语拼音首字母缩写）和十四位阿拉伯数字组成。数字从左至右依次为：一位主体业态代码、两位省（自治区、直辖市）代码、两位市（地）代码、两位县（区）代码、六位顺序码、一位校验码。

4.食品经营者应当妥善保管食品经营许可证，在经营场所的显著位置悬挂或者摆放食品经营许可证正本或者展示其电子证书，不得伪造、涂改、倒卖、出租、出借、转让。

第二节　从业人员健康

2.1 从业人员健康管理制度

1.办理健康证明

（1）体验次数：指定医疗机构对餐饮从业人员进行健康体检，每年体检1次。必要时应进行临时健康检查。

（2）健康检查对象：所有从事食品生产和经营人员、新参加工作的食品从业人员和临时从业人员（临时工、季节工）等。

（3）健康体检要求：健康检查项目涉及消化道传染性疾病、皮肤病、内外科常规、X光胸透、粪便细菌学培养等规定的查体项目，如果这些项目出现异常，则不得从事餐饮工作，需治愈后方可工作。

2.体检项目

（1）询问病史及一般检查

主要了解从业人员既往患病情况，特别是以往是否患过传染性疾病情况。采取查体方式进行一般身体检查，包括皮肤黏膜检查，是否有化脓性或渗出性皮肤病；流涎、肛漏、膀胱漏等。

（2）X光胸部透视检查

用于诊断传染性肺病（例如肺结核）。

（3）血液检查

采用抽取血液样品进行检查，主要用于诊断病毒性肝炎（甲型、戊型），肝功能检查通过体内转氨酶的含量来确定肝细胞是否有损伤或者出现传染性较强的肝病。

（4）便检

采取留取大便样品或肛拭方法，对样品涂抹培养，检查是否患有霍乱、细菌性和阿米巴性痢疾、伤寒和副伤寒等肠道致病菌。

（5）食品从业人员经健康体检合格后，可以去定点部门办理健康证明。

3.卫生法规知识培训证明

（1）餐饮服务单位应每年对其从业人员进行一次食品安全培训考核，特定餐饮服务提供者应每半年对其从业人员进行一次食品安全培训考核。

（2）培训考核内容为有关餐饮食品安全的法律法规知识、基础知识及本单位的食品安全管理制度、加工操作规程等。

（3）培训可采用专题讲座、现场演示、实际操作等方式；考核可采用询问、答题、实际操作考核等方式。

（4）对培训考核及时评估效果、完善内容、改进方式。

（5）从业人员应在食品安全培训考核合格后，去相关部门办理卫生知识培训合格证明。

2.2 从业人员每日健康晨检制度

食品安全管理人员应每天对从业人员上岗前的健康状况进行检查，并登记（岗前健康检查记录表示例见附录G），有以下症状的从业人员应立即离开工作岗位，待查明原因并将病症治愈后，方可重新上岗：

1.发热。

2.黄疸。

3.恶心。

4.呕吐。

5.腹泻。

6.咽喉疼痛。

7.频繁咳嗽、打喷嚏。

8.耳、眼、鼻溢液。

9.长疖子、湿疹及皮肤瘙痒。

10.手感染，如手外伤、鱼刺扎伤、烫伤。

第三节　卫生管理制度

3.1 餐厅卫生管理制度

1.餐厅各功能区划分明确（图2-1），物品分类存放，标识到位；作业现场整洁，物品摆放有序，无杂乱放置现象。

2.餐厅内、外不得堆放杂物，垃圾池和泔缸应加盖，废弃物应及时清除。

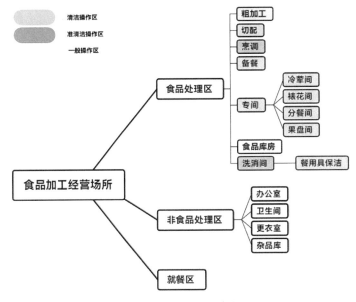

图2-1　加工经营场所的分区

3.餐厅内定期进行杀虫，做到无蝇、无蟑螂、无鼠，餐厅周围应无蚊蝇滋生地。

4.餐厅坚持一餐一小扫，一天一中扫，一周一大扫，责任到人、包干负责的原则，要求做到设备清洁、地面清洁无垃圾。

5.每天工作结束后，应将餐厅的地面、食品加工机械、操作台、容器、餐桌、售饭台等认真清洗擦拭，各类器具放置有序。

3.2 从业人员管理制度

1.从业人员岗位要求

（1）凡新入职人员，经健康检查并取得健康体检/卫生知识培训合格证后，方可参加工作。

（2）健康体检/卫生知识培训合格证失效者不应上班，应注意失效期，及时换证。

（3）不要带病上班，有病应向主管告知情况，安排同事替班。

（4）讲究公共场所卫生，不可随地吐痰，丢果皮、纸屑、烟头等垃圾。

（5）工作时间不准吃东西，不准吸烟，不坐工作台，不倚靠餐桌。

2.从业人员卫生守则

（1）餐饮从业人员上班时，要穿戴工作衣帽，蓄发不得露于帽外，不得穿戴工作衣帽进入其他场所。

（2）头发整齐不得零乱，女员工将长发盘于工作帽里，男员工头发不过耳朵，发脚不能过衣领，不得留胡须，男女员工都不可染头发。

（3）开班前会时，相互检查仪容仪表，餐饮从业人员上班时间不得佩戴任何饰物，必须保持指甲清洁，不可涂指甲油。

（4）在工作场所不准有以下行为：用手挖鼻孔、牙缝及耳朵；用手搔头发、触面部、揉眼睛；修指甲、打哈欠、吸烟、吃零食；插手入袋，双手交叉抱胸；不得把围裙当毛巾用；对着食品或用餐人员打喷嚏、咳嗽等。

（5）餐饮从业人员在以下情况必须洗手：开始工作前，处理食物前，上厕所后，咳嗽、打喷嚏后，处理完生的食物后，刚处理完垃圾或食物渣滓后。

（6）坚持"四勤"习惯养成。餐饮从业人员必须做到"四勤"，即勤洗手和剪指甲、勤洗澡和理发、勤洗衣服和被子、勤换工作服。

3.从业人员操作间卫生制度

（1）从业人员必须遵守操作间规章制度。

（2）进入食品操作间要穿工作服，戴口罩帽子，要勤洗手。

（3）进入操作间不得吸烟、打闹、嬉笑，不得用炒勺直接尝味。

（4）从业人员不得将个人用品带入操作间。

（5）不要在洗涤食物的水池里洗手，应使用指定的洗手池。

（6）对食物质量有怀疑时，不要尝味道。为了保证食品安全，从感官上觉察质量可疑的食物及原料应弃除。

3.3 食品采购贮存制度

1.采购员岗位职责

（1）采购员持健康体检/卫生知识培训合格证上岗，熟练掌握本岗位食品卫生知识，具有鉴别食品卫生质量的能力。

（2）采购食品前与后厨等使用部门取得联系，做到计划进货，无冷藏设备条件时，所购食品一般应当日用完。

（3）采购食品时向供方提出质量要求，要查看食品质量，查验供货商的生产经营许可证和产品合格证明，对无法提供合格证明的食品原料，应当按照食品安全标准进行检验。

（4）采购的所有食品不得有腐败变质、污秽不洁，进口食品及食品原料要有中文标识，标识内容要符合规范要求。

（5）严禁采购散装熟肉制品、山野菜、发芽土豆、鲜黄花等危险食品；在附近海域受到污染时，禁止采购海产品；禁止采购国家规定禁止食用的野生动物。

2.库管员岗位职责

（1）库管员持健康体检/卫生知识培训合格证上岗。

（2）每天按指定时间填写完成库存报表及采购申请工作，要求标明物品的名称、数量、单价、规格、库存量、申购量等内容。

（3）主动与使用部门联系，了解物品的消耗情况，防止因缺少沟通造成的物品短缺。

（4）物品入库后要马上入账，准确登记，严格检验入库货物，根据有效到货清单，核准物品的数量、质量、保质期限等，方可办理入库手续。

（5）根据使用部门需要量及物料性质，选择适当的摆放方式，分类明细、轻拿轻放，避免人为损坏及堆放杂乱带来的不便，科学安排库房物品布局，做到整齐、美观、方便。

（6）物品出库时要按照有关规定办理，手续不全不得发货；发货时按出库单办理出库手续，削减账卡。

（7）做好月盘点工作，做到物卡相符，账物相等，账账相符。

3.进货验收制度

（1）从食品生产者处采购食品的，应查验其食品生产许可证和产品合格证明文件；采购食品添加剂、食品相关产品的，应查验其营业执照及产品合格证明文件。

（2）从集中交易市场采购食用农产品的，应索取市场管理部门或经营者加盖公章的购货凭证。

（3）畜禽、肉类须有兽医部门的检疫证明和相关检测报告，索取原件或复印件及发票。

（4）采购记录和凭证保存期限不得少于产品保质期满后六个月；没有明确保质期的，保存期限不得少于二年。

（5）采购单位应建立食品原料进货查验制度，填写进货查验记录单，如实记录食品原料及相关产品的名称、规格、数量、生产日期或者生产批号、保质期、进货日期以及供货者名称、地址、联系方式等内容，并保存相关凭证（图2-2），进货查验记录表示例见附录H。

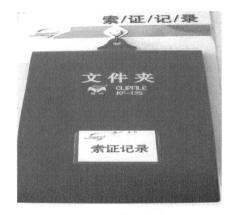

图2-2　采购记录凭证

4.库房贮存食品准则

（1）贮存食品必须分种类存放，设明显标志（图2-3）。

（2）主食和副食，生食和熟食，串味和吸味食品不得混贮。

（3）药物、杂物及其他有毒有害等非食用物质不得与食品混贮。

（4）脱水食品应与含水分高的食品分开贮存。

（5）定型包装食品与散装食品要分架存放。

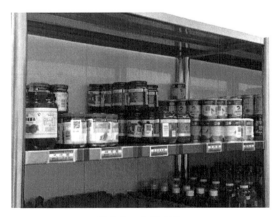

图2-3　食品库房

（6）散装食品应用有盖容器存放，干、湿食品应分开存放。

（7）蒸馏酒必须专库贮存，库内严禁烟火。

（8）入库食品应严格验收，定期对库存食品进行卫生质量检验。

（9）应利用排风机械、通风孔等设施或设备对贮存场所进行通风换气。

（10）贮存场所无关人员不得随意进入，严禁存放个人物品。

3.4 食品运输卫生制度

1.运输工具卫生要求

（1）专用食品运输工具（图2-4）不得兼作非食品运输工具。

（2）无专用食品运输工具，需使用运载非食品运输工具运输食品时，要彻底清洗，必要时应进行消毒，确认不会造成污染食品后才能装运。

（3）装运直接食用食品的运输工具每次用前必须消毒，用后应及时清洗。

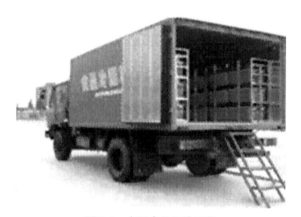

图2-4 专用食品运输工具

2.食品原材料运输过程卫生要求

（1）食品运输过程中应轻装轻卸，专供食品在运输途中，司机及装卸人员不得离开运输工具；运输途中必须对食品采取保护措施，如有垫、有篷、有盖、有明显标志、不得敞露运输。

（2）食品运送装卸时，不得直接与地面接触，人员不得踏坐在食品上，工作人员的手不得与直接入口的食品接触。

（3）寒区蔬菜、水果运输应有草帘、棉被等防冻条件；热区应具备通风遮阳等降温运输条件。

（4）活鲜水产品装运时应保持一定温度、湿度和透气性。运输活禽、活畜要避免拥挤，并供给足量的饮水和饲料。

（5）水产品、肉类、蔬菜等应分容器、分区域盛放，不得混合装运。

（6）长途运输，必须具有防蝇、防鼠、防蟑螂和防尘的措施，并应定期检查卫生质量。

（7）有挥发性气味的食品及原料不得与茶叶、奶粉、豆制品等易吸味食品同容器装运。

（8）鲜肉、鲜水产品等易腐食品应有冷藏设施；无冷藏运输条件时，运输过程不得超过4个小时。

3.5 食品加工制作制度

1. 盛放、加工食品的器具（图2-5）应有明显区分并符合卫生学要求。
2. 食品质量要求不得使用有害、过期的食物及调味料等。

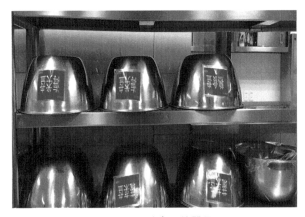

图2-5　盛放食品的器具

3.尝味不得用手指，只能使用匙、筷子尝味，尝完后不得倒回菜中。

4.专用操作间应有专人负责制作，专门的加工场所、专用的工具、消毒设施和冷藏设备。

5.使用杀虫、灭鼠药时不得污染食品，餐厨具及容器，所用的药械及非食用药品，严禁在食堂内存放。

3.6 专用操作区卫生制度

1.由专人加工制作。加工制作人员应穿戴工作衣帽并佩戴口罩（图2-6）。加工制作人员在加工制作前应严格清洗消毒手部，加工制作过程中适时清洗消毒手部。

2.应使用专用的工具、容器、设备，使用前进行消毒，使用后洗净并保持清洁。

3.加工制作的水果、蔬菜等，应在清洗干净后方可使用。

4.在专用冷冻或冷藏设备中存放食品时，应将食品放置在密闭容器内或使用保鲜膜等进行无污染覆盖。

5.加工制作好的成品应当餐供应。

6.不得在专用操作区内从事非专用操作区的加工制作活动。

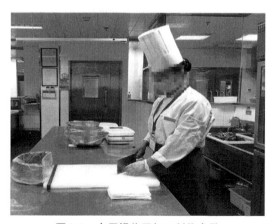

图2-6　专用操作区加工制作人员

3.7 食品配送卫生制度

1.送餐人员应保持个人卫生。外卖箱应保持清洁，并定期消毒。

2.使用符合食品安全规定的容器、包装材料盛放食品，避免食品受到污染。

3.配送高危易腐食品应冷藏配送，并与热食类食品分开存放。

4.从烧熟至食用的间隔时间（食用时限）应符合以下要求：烧熟后2小时，食品的中心温度保持在60℃以上（热藏）的，其食用时限为烧熟后4小时。

5.应在食品盛放容器或者包装上，标注食品加工制作时间和食用时限，并提醒消费者收到后尽快食用。

6.应对食品盛放容器或者包装进行封签。

7.使用一次性容器、餐饮具的，应选用符合食品安全要求的材料制成的容器、餐饮具，宜采用可降解材料制成的容器、餐饮具。

3.8 食品留样制度

1.每餐制作的食品成品都需由专人负责留样，由专人清洗、消毒留样盒。

2.留样人员在操作前需将手清洗干净，建议戴一次性无菌手套留样。

3.每件食品留取的量不少于125g，分别盛放在已消毒的留样盒里。

4.留取样品时，要在制作完成后马上盛取，不要有长时间的等待或者移动食品，防止食品的二次污染。

5.留样食品冷却后，必须密封好，立即存入专用留样冰箱内，并在食品容器外面标明留样日期、餐次，同时在留样登记本上记录食品名称、餐次、留样人，便于检查，食品留样记录表示例见附录I。

6.留样食品放置冰箱存放48小时以上才能弃掉，并有弃掉时间记录及签字。

7.留样冰箱为专用设备，应上锁并由专人负责，留样冰箱内严禁存放与留样无关的其他食品。

3.9 食品添加剂使用制度

1.不得使用污染、变质以及超过保质期的食品添加剂。

2.不得超范围、超用量使用食品添加剂。

3.不得凭个人经验使用食品添加剂。

4.严禁使用未经批准的食品添加剂。

5.不使用标识不规范及无标识的食品添加剂。

6.不得追求口味与感官效果超范围、超用量使用食品添加剂。

7.不得以掩盖食品不良感官、腐败变质或以掺假使假、伪造为目的使用食品添加剂。

8.食品添加剂应专人专箱保管（图2-7），并做好使用登记记录，食品添加剂使用记录表示例见附录J。

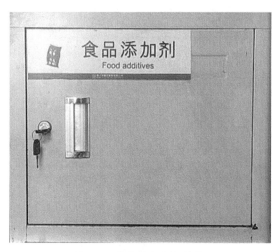

图2-7　食品添加剂保管箱

3.10 餐饮具消毒制度

1.餐饮具清洗消毒的水池应专用，采用化学消毒方式应至少设有三个专用水池（图2-8），各水池应有醒目标识，标明其用途。

2.餐饮具应当餐回收，当餐清洗消毒，不得隔顿隔夜。

3.餐饮具应首选热力方法进行消毒，严格按照"一刮、二洗、三冲、四消毒、五保洁"的顺序操作，化学消毒后彻底清洗干净，避免消毒剂残留。

4.消毒后的餐饮具表面光洁，无油渍，无水渍，无异味，应符合GB 14934规定。

5.消毒后的餐饮具及时放入保洁柜（图2-9）密闭保存备用，盛放消毒餐饮具的保洁柜要有明显标识。

6.保洁柜应当定期擦拭消毒，保持洁净，已消毒和未消毒的餐饮具要分开存放，保洁柜内不得存放其他物品。

7.使用集中消毒企业供应的餐饮具，应当查验其经营机制，索取经营执照、消毒合格凭证。

8.清洗消毒餐饮具使用的洗涤剂、消毒剂等必须符合GB 14930.1和GB 14930.2等食品安全国家标准和有关规定要求。

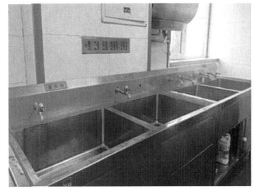

图2-8　餐饮具清洗池

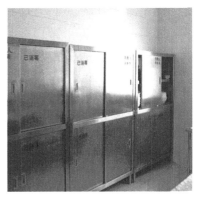

图2-9　保洁柜

3.11　设备设施操作维护原则

1.设备设施按规范标准操作，制定的保养维护措施，人人都要遵守。

2.应定期对设备设施进行清洁维护、延长设备设施使用年限。

3.设备设施应责任到人对其进行保养维护，避免人为损坏。

4.设备设施使用前由操作者做检查，查看设备清洁情况、电源接通情况、轴承润滑情况、螺母有无松动及其他潜在危险。

5.为保证餐饮卫生，设备设施使用后应及时将机械清洗干净，擦干用盖布盖好，切断电源，并且定期专人进行消毒。

6.设备设施定期检查、维修应有记录，设备检查记录表示例见附录K。

3.12　防四害管理要求

1.餐饮服务场所应设置防尘、防鼠、防虫害、防蝇设施。

2.防四害应遵循物理防治（粘鼠板、灭蝇灯等）优先，化学防治（滞留喷洒等）有条件使用的原则。

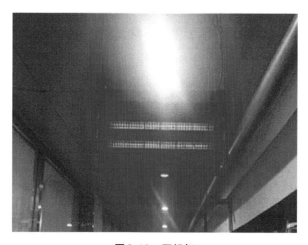

图2-10　灭蝇灯

3.应使用粘鼠板、捕鼠笼、机械式捕鼠器等装置,不得使用杀鼠剂。

4.不得在食品处理区和就餐场所存放卫生杀虫剂和杀鼠剂产品。

5.食品处理区、就餐区宜安装粘捕式灭蝇灯(图2-10),使用电击式灭蝇灯的,灭蝇灯不得悬挂在食品加工制作或贮存区域的上方。

6.定期让防四害专业机构进行防四害处理。

3.13 安全管理制度

1.应每月定期检查各种电器设备,防止电器短路而引起火灾。

2.厨房员工应严格按照安全操作规程使用明火及燃气、煤气罐等,特别要注意煤气罐与高温发热的地方一定要保持相当的距离。

3.厨房易燃气体管道、阀门接头,必需每周检查一次并填写登记表,发现漏气,首先关闭阀门并及时通风,且要禁止明火。

4.在点燃炉灶时应先只能微微打开油阀,用小火点火枪去引燃炉灶,然后再增大输送量和打开吹风机;绝不允许一开始就将油量开到很大并打开吹风机,再去点火,这样很容易发生危险。

5.油炸食品时,锅内的食油不得放太满,防止食油溢出。应经常清洁烟囱油渍,防止起火。

6.往开水里放东西,必须缓慢,不得过猛,防止烫伤。

7.操作时应注意控制炉火的旺弱程度,防止炒锅温度过高而导致锅内食油燃烧发生危险。

8.员工等在端、抬烫的菜式、汤水时,应注意防止与他人相碰撞,以免烫伤他人或自己。

9.厨房的各种餐饮具须分类摆放整齐,如果摆放过高,要注意防止掉下来砸伤他人。

10.操作人员在使用刀具时,需防止划伤手指,不允许操作人员手中拿着刀具与他人嬉戏或打骂等。

11.厨房地面应经常保持卫生，有积水、油渍时，要及时进行清洁，以防员工滑倒；厨房内的通道要畅通，各种物件要定点放置，以防发生意外。

12.工作结束后，操作人员应及时关闭厨房操作器械的所有阀门，切断气源、火源和电源后方能离开。

3.14 食品安全事故处置准则

1.发生食品安全事故的，应立即采取措施，防止事故扩大。

2.发现经营的食品属于不安全食品的，应立即停止经营，采取公告或通知的方式告知消费者停止食用、相关供货者停止生产经营。

3.发现有食品安全事故潜在风险存在及发生食品安全事故时，应按规定报告。

第三章

食品原材料采购与贮存

　　粮油、肉蛋奶、蔬菜水果、调料等主副食，是餐饮加工制作的主要食品原料，其采购、贮存过程中每一个环节都需要符合餐饮卫生标准。本章主要介绍选购食品原料的基本知识，帮助餐饮从业人员掌握常见食品的采购要点和贮存原则，把好采购贮存关卡，在源头为食品安全建立起安全防线。

第一节　粮油类食品采购及贮存

1.1 粮油类食品的采购

　　1.谷类的采购要点

　　（1）鉴别谷类质量的优劣时，一般依据色泽、外观、气味、滋味等项目进行综合评价。

　　（2）观察谷类颗粒的饱满程度，是否完整均匀，质地的紧密与疏松程度，以及其本身固有的正常色泽，并且观察有无霉变、虫蛀、杂物、结块等异常现象。

　　（3）鼻嗅和口尝则能够感受到谷物的气味和滋味是否正常，有无异臭异味。其中，注重观察其外观与色泽在对谷类作感官鉴别时有着重要的意义。

　　2.食用油的采购要点

　　（1）选购不同原料种类的食用油，不适宜长期只食用一种固定的油脂。

　　（2）购买正规包装的桶装油，不能购买无厂名、无厂址、无出厂日期、无保质期、无质量标准代码的散装食用油。

　　（3）食用油的气味不应有酸败或其他异味。

　　（4）质量好的液体状态油脂，温度在20℃静置24小时后，呈透明状；如果油质混浊，透明度低，说明油品质低；还要注意观察油有没有分层现象，如果有分层则可能是掺假的混杂油。

3.采购大米

（1）优质大米背沟有皮，米粒表面的皮层除掉在85%以上，粗纤维和灰分含量很低，因此，米的涨性大，出饭率高，食用品质好。

（2）新米有一股新鲜和清香的气味，新米是色泽玉白、腹白粒少、硬度大，米粒呈半透明状、无沙石。

（3）陈米有发霉的气味，陈米的色泽变暗，黏性降低，已失去大米原有的香味。

4.鉴别发水大米

（1）大米水分含量多在15.5%以内，用手摸、捻、压、掐等感觉很硬，用手插入大米中光滑易进，手搅动时发出清脆的声音，用齿嗑大米籽粒时，抗压力大，会发出清脆有力的破碎声响。

（2）发水大米的含水量多在15.5%以上，有的在25%左右，发了水的大米粒形膨胀显得肥实，有光泽，牙嗑时抗压力小，破碎时响声较低，手插入大米中有涩滞和潮湿感，有时拔出手时籽粒易粘在手上。

5.采购面粉

（1）面粉按等级分为精制粉、标准粉、普通粉和全麦粉。

（2）优质面粉色泽呈白色或微黄色，形态呈细粉末状，不含杂质，手指捻捏时无粗粒感，无结块，置于手中紧捏后放开不成团。

（3）劣质面粉色泽呈灰白或深黄色，发暗，色泽不均。劣质面粉吸潮后霉变，有结块或手捏成团现象，劣质面粉进行面粉滋味鉴别时有苦味、酸味及刺喉感。

6.采购小米

（1）优质小米色泽均匀一致，富有光泽，有一股小米的正常气味，不含杂质，碎米含量不超过6%，用温水清洗时，水色不黄。

（2）劣质小米色泽混杂，碎米和杂质多，染色后的小米，色泽深黄，缺乏光泽，闻之有染色素的气味，染色后的小米，用温水洗时，水色显黄。

7.采购花生

（1）优质花生果荚呈土黄色或白色，色泽分布均匀一致，带荚花生和去荚果仁均颗粒饱满、形态完整、大小均匀，具有花生固有的醇正香气。

（2）质量不好的花生果荚灰暗，果仁呈紫红色、棕褐色或黑褐色，籽粒变软，色泽变暗，有哈喇味。

8.采购芝麻

（1）芝麻按颜色分为白芝麻、黑芝麻、黄芝麻和杂色芝麻四种。一般种皮颜色浅的比色深的含油量高。

（2）优质芝麻色泽鲜亮而纯净，具有芝麻固有的醇正香气和芝麻固有的滋味。

（3）劣质芝麻色泽昏暗发乌、呈棕黑色，有霉味、哈喇味等不良气味，滋味呈苦味等不良滋味。

9.采购大豆

（1）大豆根据其种皮颜色和粒形可分为黄大豆、青大豆、黑大豆、其他大豆（赤色、褐色、棕色等）和饲豆（秣食豆）五类。

（2）优质大豆颗粒饱满，整齐均匀，皮色呈各种大豆固有的颜色、光彩油亮、洁净而有光泽、脐色呈黄白色或淡褐色。

（3）次质大豆皮色灰暗无光泽、颗粒大小不均，有未成熟粒，有杂质，脐色呈褐色或深褐色。

10.采购玉米

（1）优质玉米具有玉米的正常颜色，色泽鲜艳，有光泽。颗粒饱满完整，均匀一致，质地紧密，无杂质。具有玉米固有的气味，无任何其他异味。

（2）劣质玉米颜色灰暗无光泽，胚部有黄色或绿色、黑色的菌丝。颗粒饱满度差、有破损粒，生芽粒、虫蚀粒、未熟粒等，有杂质，有霉味等其他不良异味。

11.采购芝麻油

（1）看色泽：不同的植物油，有不同的色泽，可倒点油在手心上或白纸上观察，大磨麻油淡黄色，小磨麻油红褐色。

（2）闻气味：每种植物油都具有它本身种子的气味，芝麻油有芝麻香味，如果芝麻油中掺入了某一种植物油，则芝麻油的香气消失，从而含有掺入油的气味。

（3）看亮度：在阳光下观察油质，纯质芝麻油，澄清透明，没有杂质；掺假的芝麻油，油液混浊，杂质明显。

（4）看泡沫：将油倒入透明的白色玻璃瓶内，用劲摇晃，如果泡沫少，并能很快消失的，说明是真芝麻油；如果泡沫多，呈白色，消失慢，说明油中掺入了花生油；如泡沫成黑色，且不易消失，闻之有豆腥味的，则掺入了豆油。

（5）尝滋味：纯质芝麻油，入口芳香；掺入菜油、豆油、棉籽油的芝麻油，入口发涩。

12.采购豆油

（1）望：质量好的豆油，质地澄清透明，无浑浊现象。如果油质浑浊，说明其中掺了假。

（2）闻：豆油具有豆腥味，无豆腥味的油，说明其中掺了假。

（3）看沉淀：质量好的豆油，瓶底不会有杂质沉淀现象；如果有沉淀，说明豆油粗糙或掺有淀粉类物质。

（4）试水分：在市场上选购时，可在废纸上滴数滴油，点火燃烧时，如果发出叭叭声，说明油中掺了水。

1.2 粮油类食品的贮存

1.粮食贮存在仓库中要排列成行，离墙离地10cm以上，贮存在避光、通风、干燥和阴凉的环境下，大米、小米、花生可贮存6个月，面粉、大豆、芝麻可贮存12个月左右。

2.当贮存条件改变，如相对湿度增大或温度升高时，谷粒内酶的活性变大、呼吸作用增强，使谷粒发热，促进霉菌生长，易发生霉变。

3.贮存时要经常检查粮食，有无过期、霉变、虫害、结块和异味等。

4.植物油料与油脂应贮存在通风良好，环境干燥的地方。长期在湿度较高的环境条件下贮存，可使其发霉，甚至腐烂变质。

5.植物油料与油脂在贮藏时除了要求环境干燥外，还要注意温度与光线对其质量的不良影响。温度升高、光线直射均可加速脂肪酸的氧化变质，从而出现油脂酸败味（哈喇味）。

6.食用油应上架存放，注意保质期，做到先进先出，不能与非食用植物油混贮。

第二节　副食的采购及贮存

2.1　蔬菜及水果的采购

（一）蔬菜的采购

1.蔬菜的采购要点

（1）采购蔬菜，要查看颜色、形状、鲜度。不新鲜的蔬菜常有萎、干、枯、损伤、病变、虫害侵蚀等异常形态。

（2）不采购气味异常的蔬菜。例如有些蔬菜闻起来农药气味太浓，则是喷过农药不久或者有些卖家为了蔬菜颜色好看，喷洒或浸泡过含硫、硝等的化学药剂。

（3）不建议采买容易被虫子青睐的蔬菜。例如青菜、卷心菜、花菜等，农户为防止虫子侵袭，会经常喷洒农药，导致叶子上农药残留强、污染较重。

（4）反季节蔬菜建议少采购。反季节蔬菜以大棚菜为主，大棚中气温较高，环境密闭，不利于农药降解。

2.采购萝卜

（1）优质萝卜色泽鲜嫩，大小均匀，捆扎成把，不带须根，肉质松脆，不抽薹，不糠心，不带黄叶、枯叶和烂叶。

（2）劣质萝卜大小不均匀，抽薹或糠心，有黄叶、烂叶，弹击时有弹性和空洞感。

3.采购胡萝卜

（1）优质胡萝卜表皮光滑，色泽橙黄而鲜艳，体型粗细整齐，大小均匀一致，不分叉，不开裂，中心柱细小，质脆、味甜，无泥土、无伤口、无病虫害。

（2）劣质胡萝卜体型细小，大小不一，表皮粗糙，有分叉或八脚，有伤口或开裂，带有明显的病虫害，中心柱大，趋于木质化。

4.采购莴笋

（1）优质莴笋色泽鲜嫩，茎长而不断，粗大均匀，茎皮光滑不开裂，皮薄汁多，纤维少，无苦味及其他不良异味，无老根、无黄叶、无病虫害、不糠心、不空心。

（2）劣质莴笋茎细小，有开裂或损伤折断现象，糠心或空心，纤维老化粗硬。

5.采购马铃薯

（1）优质马铃薯薯块肥大而匀称，皮脆薄而干净，不带毛根和泥土；无干疤和糙皮，无病斑，无虫咬和机械外伤，不萎蔫、不变软，无发酵酒精气味，薯块不发芽、不变绿。

（2）劣质马铃薯薯块小而不均匀，有损伤或虫蛀孔洞，薯块萎蔫变软，薯块发芽或变绿，并有较多的虫害、伤残薯块，有腐烂气味。

6. 采购姜

（1）优质姜姜块完整、丰满结实，无损伤，辣味强，无姜腐病，不带枯苗和泥土，无焦皮、不皱缩，无黑心、糠心现象，不烂芽。

（2）劣质姜有姜腐病或烂芽，有黑心、糠心，芽已萌发。

7. 采购大白菜

（1）优质白菜色泽鲜爽，外表干爽无泥，外形整齐，大小均匀，包心紧实，用手握捏时手感坚实，根削平、无黄叶、烂叶，心部不腐烂，无机械伤，无病虫害。

（2）劣质白菜包心不实，手握时菜内有空虚感，外形不整洁，有机械伤，根部有泥土或有黄叶、老叶、烂叶，有病虫害或菜心腐烂。

8. 采购甘蓝

（1）优质甘蓝叶球干爽，鲜嫩而有光泽，结球紧实、均匀，不破裂，不抽薹，无机械伤，球面干净，无病虫害，无枯烂叶，可带有3~4片外包青叶。

（2）劣质甘蓝叶球焊裂或抽薹，有机械伤或外包叶腐烂，病虫害严重，有虫粪。

9. 采购菠菜

（1）优质菠菜色泽鲜嫩翠绿，无枯黄叶和花斑叶，植株健壮，整齐而不断，捆扎成捆，根上无泥，捆内无杂物，不抽薹，无烂叶。

（2）劣质菠菜有虫害叶及霜霉叶，有枯黄叶和烂叶。

10. 采购大葱

（1）优质鲜葱新鲜青绿，无枯、焦、烂叶，葱株粗壮匀称、硬实、无折断、扎成捆葱白长，管状叶短、干净、无泥无水，根部不腐烂。

（2）劣质鲜葱葱株细小，有枯、焦、烂叶，根茎或假茎有腐烂现象，有折断或损伤。

11. 采购大蒜

（1）优质蒜头大小均匀，蒜皮完整而不开裂，蒜瓣饱满，无干枯与腐烂，蒜身干爽无泥，不带须根，无病虫害，不出芽。

（2）劣质蒜头蒜皮破裂，蒜瓣不完整，有虫蛀，蒜瓣干枯失水或发芽，变软、发黄、有异味。

12.采购蒜苗

（1）优质蒜苗叶片鲜嫩青绿（蒜黄为嫩黄色），假茎长且鲜嫩雪白，株棵完整粗壮，无折断，叶片不干枯，无斑点，蒜苗干净而无泥土。

（2）劣质蒜苗叶片干枯，带有斑点，株棵不完整，有折断损伤，有烂株或烂叶。

13.采购蒜薹

（1）优质蒜薹色泽青绿脆嫩，干爽无水，薹梗粗壮而均匀，柔软且基部不老化，薹苞小，不膨大，无斑点，无病虫害，不腐烂。

（2）劣质蒜薹薹梗变黄，基部萎缩，薹苞开始膨大，薹梗发糠，腐烂发霉。

14.采购黄瓜

（1）优质黄瓜鲜嫩带白霜，以顶花带刺为最佳，瓜体直，均匀整齐，无折断损伤，皮薄肉厚，清香爽脆，无苦味，无病虫害。

（2）劣质黄瓜色泽为黄色或近于黄色，瓜呈畸形，有大肚、尖嘴、蜂腰等，有苦味或肉质发糠，瓜身上有病斑或烂点。

15.采购番茄

（1）优质番茄表面光滑，着色均匀，有四分之三变成红色或黄色，果实大而均匀饱满，果形圆正，不破裂，果肉充实，味道酸甜适口。

（2）劣质番茄果实有不规则的瘤状突起（瘤状果）或果脐处与果皮处开裂（脐裂果），果实破裂，有异味，有筋腐、脐腐、虫蛀孔洞。

16.采购银耳

（1）优质银耳干燥，色泽洁白，肉厚而朵整，圆形伞盖，无蒂头，无杂质。

（2）劣质银耳色白或带米黄色，但不干燥，肉薄，有斑点，带蒂头，有杂质，朵形不正。

17.采购黑木耳

（1）优质黑木耳耳面黑褐色有光亮感，耳背呈暗灰色，朵片完整，耳片厚度1mm以上，杂质含量不得超过0.3%。

（2）劣质黑木耳耳片色泽多为黑褐色至浅棕色，耳片厚度0.7mm以下，杂质含量超过1%。

18.采购蘑菇

（1）优质食用菌菇具有正常食用菌菇的商品外形，色泽与其品种相适应，气味正常，无异味，品种单纯，大小一致，不得混杂有非食用菌、腐败变质和虫蛀菌株。

（2）劣质食用菌菇不具备正常食用菌菇的商品外形或者食用菌菇的商品外形有严重缺陷，色泽与其相应品种不一致，品种不纯，混有非食用菌以及腐败变质虫蛀等菌体，碎乱不堪，并有杂质。

19.鉴别毒菇

（1）可吃的菇类颜色大多是白色或棕黑色，肉质肥厚而软，皮干滑并带丝光。

（2）毒菇则大多是颜色美丽，外观较为丑陋，伞盖上和菇柄上有斑点，有黏液状物质附着，用手接触可感到滑腻，有时具有腥臭味，皮容易剥脱，伤口处有乳汁流出，并且很快变色。

（二）水果的采购

1.水果的采购要点

（1）辨水果的颜色。还未成熟的水果，大多含较多叶绿素而偏绿色。水果的颜色越深，表示甜度越高。但催熟的水果虽然能呈现出成熟的特征，但仔细观察，果实的皮还是给人不成熟的感觉。

（2）闻水果的味道。成熟的水果会散发出特有的味道，香味愈浓说明水果愈甜。催熟的水果没有果香味，甚至还有异味。

（3）重量比较法。同种水果同时比较重量，或者用手掌拍听声音，较重或声音清脆者通常水分较多。催熟的水果分量重于自然成熟的。

（4）手感感知水果软硬。半成熟果实硬而脆，之后会变软。像苹果适合在半成熟时食用。樱桃、葡萄等，则要选择硬一点的会比较好。

2.采购苹果

质量好的苹果色泽均匀而鲜艳，表面洁净光亮，具有各自品种固有的清香味，肉质香甜鲜脆，味美可口。外观形态个头以中上等大小且均匀一致为佳，无病虫害，无外伤。

3.采购梨

质量好的梨果实新鲜饱满，果形端正，因各品种不同而呈青、黄、月白等颜色，成熟适度（八成熟），肉质细，质地脆而鲜嫩，汁多，味甜或酸甜，无霉烂、冻伤、病灾害和机械伤。

4.采购香蕉

（1）优质香蕉托柄完整，无缺口和脱落现象，体形大而均匀。色泽新鲜、光亮，果皮呈鲜黄或青黄色。果面光滑，无病斑，无虫疤，无创伤。果皮易剥离，果肉稍硬而不摊浆，果肉柔软糯滑，香甜适口，不涩口，不软烂。

（2）劣质香蕉果实细窄而不丰满，每千克都在25只以上。单只蕉体直而细，果皮呈青绿色或发黑，不光洁、有病虫害或机械伤口，有霉斑。果皮极易剥离，果肉瘫软呈腐烂状，成熟度不够的果皮不易剥离，果肉硬挺或软烂，涩味重，无香味。

5.采购菠萝

（1）菠萝外观形态呈圆柱形，果实大小适中，芽眼数量少。成熟度好的菠萝外表皮呈淡黄色或亮黄色，两端略带青绿色；外皮能闻到香味，切开后，内部呈淡黄色，组织致密，果肉厚而果芯细小，软硬适度，酸甜适口。

（2）生菠萝外皮色泽铁青或略有褐色，无香气，过度成熟的菠萝通体金黄。用手轻轻按压菠萝体，坚硬而无弹性的是生菠萝，挺括而微软的是成熟度好的，过陷甚至凹陷者为成熟过度的菠萝。

6.采购柚子

（1）柚子在外形上要挑选扁圆形、颈短的柚子。颈长的柚子，囊肉小，皮多；在重量方面，同样大小的柚子，要挑选分量重的，用力按压时，不易按下的，说明囊内紧实质量好。如果个体大而分量轻的，则皮厚肉少。

（2）挑选沙田柚时看其底部，有着淡褐色的金线圈，这个圈的条纹越明显则品质越好。

7.采购甘蔗

（1）优质的甘蔗茎秆粗硬光滑，端正而挺直，富有光泽，表面呈紫色，挂有白霜。优质甘蔗剥开后可见果肉洁白，质地紧密，纤维细小，富含蔗汁。优质甘蔗汁多而甜，口感水大渣少，有清爽气息。

（2）劣质甘蔗常常表面色泽不鲜，外观不佳，节与节之间或小节上可见虫蛀痕迹。劣质甘蔗纤维粗硬，汁液少，有的木质化严重或结构疏松。霉变甘蔗往往有酸霉味，纵剖后，剖面呈灰黑色、棕黄，误食后会引发中毒。

8.采购荔枝

（1）优质荔枝闻之有甜香味，果皮新鲜、红润，果柄鲜活不萎，果肉饱满透明，用手微按果实，感到果质有弹性。优质荔枝肉质滑润软糯，汁多味甜，香气浓郁，核小者为上品。

（2）质量低劣荔枝肉质薄，汁少味不甚甜，香气平淡；闻之有酒味的，说明已经变质了。如荔枝果皮呈黑褐色或黑色，汁液未外渗的，则是快变质的荔枝；如果果肉松软，液汁外渗的，说明已经变质腐烂了。

9. 采购葡萄

（1）新鲜且成熟适度的葡萄，果粒饱满，大小均匀，青子和瘪子较少，用手轻轻提起时，果粒牢固。品质好的葡萄，果浆多而浓，味甜，且有玫瑰香或草莓香。

（2）不新鲜且成熟度不足的葡萄，品质差，果粒不整齐，有较多青子和瘪子混杂。不新鲜的葡萄果粒易脱落，果汁少或者汁多而味淡，无香气，具有明显的酸味。

10.采购西瓜

（1）优质西瓜表面光亮，条纹清晰，无机械伤和干疤。果肉结构松紧适度，呈均匀一致的鲜红色，有清香爽的滋味，无异味。口感汁多籽少，无粗纤维，好瓜有"起沙"的感觉，香甜适度。

（2）次质西瓜果色发污发暗，花纹不清晰，有干疤、轻度虫眼或磕伤。籽粒和粗纤维多、汁液少，缺少香甜味，手拍瓜体有"啪啪"声或"嗒嗒"声。

11.采购哈密瓜

（1）哈密瓜果形为椭圆形或橄榄形，色泽鲜艳者为成熟度好的瓜，从瓜皮外即可闻到瓜香的，证明成熟度适中；瓜身硬度用手轻轻按压瓜身，瓜身坚硬而微软的成熟度适中，

（2）瓜皮外闻到无香味或香味淡薄的则成熟度差；瓜身硬度太硬的则可能不熟，太软的则成熟过度。

2.2 蔬菜和水果的贮存

（一）蔬菜的贮存

1.蔬菜贮存条件

（1）蔬菜在采收后仍会不断发生物理和化学变化，当贮藏条件不当时，蔬菜的鲜度和品质会发生改变，使食用价值和营养价值降低。

（2）采购蔬菜时要加强计划供应，不要储存过多、过久。各类蔬菜分类上架存放，注意通风，保持较适宜的湿度，并要及时清除腐烂和废弃部分。

（3）餐饮场所可建立低温蔬菜储存库，分类上架保存蔬菜，室内温度

维持在0～15℃；也可以在冰柜冷藏室中保鲜蔬菜，将蔬菜放入保鲜袋中，袋口封好后冷藏即可。

2.蔬菜适宜存储温度见表3-1所示

表3-1　蔬菜适宜存储温度

种类	环境温度	涉及产品范围
根茎菜类	0～5℃	蒜薹、大蒜、长柱山药、土豆、辣根、芜菁、胡萝卜、萝卜、竹笋、芦笋、芹菜
	10～15℃	扁块山药、生姜、甘薯、芋头
叶菜类	0～3℃	结球生菜、直立生菜、紫叶生菜、油菜、奶白菜、菠菜、茼蒿、小青葱、韭菜、甘蓝、抱子甘蓝、乌塌菜、小白菜、芥蓝、菜心、大白菜、羽衣甘蓝、莴笋、欧芹、茭白、牛皮菜
瓜菜类	5～10℃	佛手瓜、丝瓜
	10～15℃	黄瓜、南瓜、冬瓜、西葫芦、矮生西葫芦、苦瓜
茄果类	0～5℃	红熟番茄、甜玉米
	9～13℃	茄子、绿熟番茄、青椒
食用菌类	0～3℃	白灵菇、金针菇、平菇、香菇、双孢菇
	11～13℃	草菇
菜用豆类	0～3℃	甜豆、荷兰豆、豌豆
	6～12℃	四棱豆、扁豆、芸豆、豇豆、豆角、毛豆、菜豆

（二）水果的贮存

1.水果的贮存条件

（1）尚未熟透的水果，放置于常温下，等熟透后，再放到低温环境中保存，冰柜的低温环境可以让水果维持新鲜。

（2）适合水果的保存温度介于0～16℃之间，有些水果需要更低的温度，例如苹果、葡萄、桃子、李子、柿子等，冰柜冷藏室适合存放。

（3）入冷藏室的水果不清洗，以塑料袋或纸袋装好，防止果实的水分蒸散。在塑料袋上扎几个小孔，保持透气，以免水汽积聚，造成水果腐坏。

（4）不是每一种水果都适合放进冷藏室保鲜。一些原产于热带的香蕉、芒果、木瓜等，放入冷藏室反而会造成果皮上起斑点或变成黑褐色，水果品质和风味也会受到破坏。

（5）硬皮水果，如：西瓜、哈密瓜，建议直接放进冷藏室中；苹果、梨子、芒果等薄皮和软皮的水果，先装到保鲜袋后再放进冷藏室中；荔枝和龙眼这两种水果，在装入保鲜袋前，先在水果上喷洒少许水分，再放进冷藏室，可以保持果肉的新鲜口感。

2.水果适宜存储温度见表3-2所示

表3-2　水果适宜存储温度

种类	环境温度	涉及产品范围
核果类	0～3℃	杨梅、枣、李、杏、樱桃、桃
	5～10℃	橄榄、芒果（催熟果）
	3～15℃	芒果（生果）
仁果类	0～4℃	苹果、梨、山楂
浆果类	0～3℃	葡萄、猕猴桃、石榴、蓝莓、柿子、草莓
柑橘类	5～10℃	柚类、宽皮柑橘类、甜橙类
	12～15℃	柠檬
瓜类	0～10℃	西瓜、哈密瓜、甜瓜、香瓜
热带、亚热带水果	4～8℃	椰子、龙眼、荔枝
	11～16℃	红毛丹、菠萝（绿色果）、番荔枝、木菠萝、香蕉

2.3 动物类副食产品的采购

（一）肉类食品的采购

1.肉类的采购要点

采购肉类时，首先观察其外观、色泽，尤其要注意肉的表面和切口处的色与光泽，看看色泽有没有灰暗，是不是存在淤血、囊肿和污染等情况。其次是肉类制品的气味是否正常，有无酸味、臭味。最后用手指按压、触摸，感知其弹性和黏度，结合脂肪情况对肉进行综合性的鉴别。

2．采购牛肉

（1）一级牛肉肌肉有光泽，红色均匀，脂肪洁白或淡黄色，具有牛肉的正常气味。外表微干或有风干的膜，不粘手。用手指按压后，凹陷能完全恢复。煮熟后的牛肉汤，透明澄清，脂肪团聚于肉汤表面，具有牛肉特有的香味和鲜味。

（2）二级牛肉肌肉色稍暗，用刀切开截面尚有光泽，脂肪缺乏光泽，牛肉稍有氨味或酸味。外表干燥或粘手，用刀切开的截面上有湿润现象。用手指按压后的凹陷恢复慢，且不能完全恢复到原状。煮熟后的肉汤，稍有混浊，脂肪呈小滴状浮于肉汤表面，香味差或无鲜味。

3.采购羊肉

（1）一级羊肉肌肉有光泽，红色均匀，脂肪洁白或淡黄色，质坚硬而脆，有明显的羊肉膻味，用手指按压后的凹陷，能立即恢复原状。外表微干或有风干的膜，不粘手。肉汤透明澄清，脂肪团聚于肉汤表面，具有羊肉特有的香味和鲜味。

（2）二级羊肉肌肉色稍暗淡，用刀切开的截面尚有光泽，脂肪缺乏光泽。羊肉稍有氨味或酸味，用手指按压后凹陷恢复慢，且不能完全恢复到原状。肉汤稍有浑浊，脂肪呈小滴状浮于肉汤表面，香味差或无鲜味。

4.采购猪肉

（1）一级猪肉表面有一层微干或微湿的外膜，有光泽，切断面稍湿、不粘手，肉汁透明，具有鲜猪肉正常的气味。新鲜猪肉质地紧密富有弹性，用手指按压凹陷后会立即复原。脂肪呈白色，具有光泽。肉汤透明、芳香，汤表面聚集大量油滴，油脂的气味和滋味鲜美。

（2）二级猪肉表面有一层风干或潮湿的外膜，无光泽，切断面的色泽比新鲜的肉暗，有黏性。在肉的表层能嗅到轻微的氨味。肉质比新鲜肉柔软、弹性小，用指头按压凹陷后不能完全复原。脂肪呈灰色，容易粘手，有时略带油脂酸败味和哈喇味。肉汤混浊，汤表面浮油滴较少，常略有轻微的油脂酸败的气味及味道。

5.采购鸡肉

（1）健康鲜鸡肉表面有一层微干爽表皮，色泽光润。肉的断面呈淡红色，稍湿润，但不粘。脂肪呈白色或淡黄色。新鲜肉的切面肉质紧密，富有弹性，用手按压后能迅速恢复原状。

（2）病死禽肉表面覆盖有一层风干的暗灰色的表皮，表面潮湿，有的还有发霉现象。脂肪呈暗红色，血管中淤存有暗红色血液，具有酸气，切面呈暗红色或暗灰色，光泽差、弹性小，用手按压后不能立即恢复原状。

（二）水产品的采购

1.水产品的采购要点

（1）采购水产品及其制品时，主要是鉴别体表形态及鲜活程度，有无外伤、掉鳞、骨肉分离的情况。

（2）其次是气味是否正常，有无酸败味、腐臭味及其它等不正常气味。

（3）水产品的体表色泽、肌肉弹性和洁净程度等感官指标是否正常，综合评价其质量优劣。

2.采购鲜鱼

（1）采购鲜鱼时，先观察其眼睛和鳃，然后检查其全身和鳞片。新鲜鱼眼球饱满突出，角膜透明清亮，有弹性。鳃丝清晰呈鲜红色，黏液透明，具有海水鱼的咸腥味或淡水鱼的土腥味，无异臭味。

（2）新鲜鱼体表有透明的黏液，鳞片有光泽且与鱼体贴附紧密。肌肉坚实有弹性，指压后凹陷立即消失，无异味，肌肉切面有光泽，腹部正常、不膨胀，肛孔为白色，凹陷。

（3）采购鲜鱼时也可以用竹签刺入鱼肉中，拔出后立即嗅其气味，或者切割小块鱼肉，煮沸后测定鱼汤的气味与滋味来评价其是否新鲜。

3.鉴别病鱼

（1）患有病症的鱼，眼球突出，体表局部充血，鳞片脱落。身体两侧肌肉、鱼鳍的基部，特别是臀鳍基部都有充血现象；病情轻的肌肉部位有点状充血现象，病情重的全身肌肉呈深红色。

（2）毒死的鱼，常可从鱼鳃中闻到轻微农药味，但不包括无味农药；

鱼嘴紧闭，不易自然拉开，鳃色为紫红或棕红，腹鳍张开而发硬。

4.采购带鱼

（1）优质带鱼，体表富有光泽，全身鳞全，鳞不易脱落，眼球饱满，角膜透明，肌肉厚实，富有弹性，每条重量在0.5千克以上，无破肚和断头现象。

（2）质量差的带鱼，体表光泽较差，鳞容易脱落，全身仅有少数银鳞，鱼身变为香灰色，有破肚和断头现象，眼球稍陷缩，角膜稍混浊，肌肉松软，弹性差，每条重量约0.25千克。

5.采购对虾

（1）优质对虾，色泽正常，虾体清洁而完整，肌肉组织坚实紧密，手触弹性好，甲壳和尾肢无脱落现象，虾尾未变色或有极轻微的变色，闻去气味正常，卵黄按不同产期呈现出自然的光泽。

（2）质量差的对虾色泽发红，虾体不完整，肌肉组织很松弛，手触弹性差。全身黑斑多，甲壳和尾肢脱落，虾尾变色面大，闻去气味不正常，卵黄呈现出不同的暗灰色。

6.采购海蟹

（1）新鲜海蟹，反应机敏，肢体连接紧密，提起蟹体时，不松弛也不下垂，能爬放在手掌上掂量感觉到厚实沉重。新鲜海蟹体表色泽鲜艳，鳃丝清晰，背壳纹理清晰而有光泽，腹部甲壳和中央沟部位的色泽洁白且有光泽，脐上部无胃印。

（2）不新鲜海蟹体表色泽微暗，光泽度差，鳃丝污秽模糊，呈暗褐色或暗灰色，腹脐部可出现轻微的"印迹"，腹面中央沟色泽变暗。生命力明显衰减，肢体连接程度较差，提起蟹体时，蟹足轻度下垂或挠动，掂量时给人以空虚轻飘的感觉。

7.采购海带

（1）品质好的海带色泽为深褐色或褐绿色，叶片长而宽阔，肉厚且不带根。表面有微呈白色粉状的甘露醇，含砂量和杂质量均少。

（2）品质差一些的海带色泽呈黄绿色，叶片短狭而肉薄，一般含砂量都较高。

8.采购干海米

（1）色泽：体表鲜艳发亮发黄或浅红色的为上品，这种虾米都是晴天晒制的，多是淡的。色暗而不光洁的，是在阴雨天晾制的，一般都是咸的。

（2）体形：虾米体净肉肥，无贴皮，无窝心爪，无空头壳的为上品。体形弯曲的，说明是用活虾加工的，体形笔直或不大弯曲的，大多数是用死虾加工的。

（3）味道：取一虾米放在嘴中嚼之，感到鲜而微甜的质量好，盐味重的质量差。

（4）杂质；虾米大小匀称，其中无杂质和其他鱼虾的为上品。

（三）蛋类的采购

1.蛋类的采购要点

（1）采购鲜蛋鉴别其质量，用眼看、手摸、耳听等方法。

（2）首先观察蛋的外观形状、色泽、清洁程度；再用手摸蛋的表面是否粗糙，掂量蛋的轻重；也可以把蛋拿在手上，轻轻抖动使蛋与蛋相互蹾击，细听声音辨别。

（3）采购时也可以打开蛋类鉴别，将鲜蛋打开，观察其内容物的着色、稠度、性状、有无异味和臭味等。

2.采购鲜蛋

（1）优质鲜蛋蛋壳清洁、完整、无光泽，壳上有一层白霜，色泽鲜明；蛋壳粗糙，重量适当，蛋与蛋相碰击声音清脆，手握蛋摇动无声。用鼻子嗅其气味，有轻微的生石灰味。

（2）劣质鲜蛋蛋壳表面有粉霜脱落，壳色油亮，呈乌灰色；手摸有光滑感，掂量时过轻或过重。蛋与蛋相互碰击发出嘎嘎声，手握蛋摇动时内容物有晃动声；用鼻子嗅其气味，有霉味、酸味、臭味等不良气味。

3.采购皮蛋

（1）优质皮蛋外表泥状包料完整、无霉斑，包料剥去后蛋壳亦完整无损，去掉包料后用手抛起再落于手中有弹性感，摇晃时无动荡声；剥去包料和蛋壳，整个蛋凝固、不粘壳、清洁而有弹性，呈半透明的棕黄色，有松花样纹理。

（2）劣质皮蛋包装破损不全或发霉，剥去包料和蛋壳后，蛋壳有斑点或破漏现象，内容物凝固不完全，蛋清色泽暗淡、蛋黄呈墨绿色，有辛辣气味。

（四）乳制品的采购

1.采购鲜乳

（1）优质鲜乳为乳白色或稍带微黄色，呈均匀的流体，无沉淀、凝块和机械杂质，无黏稠和浓厚现象，具有鲜乳特有的乳香味，滋味可口而稍甜，无其他任何异味。如在瓶装牛乳中观察到稀薄现象或瓶底有沉淀，则不是新鲜牛乳。

（2）质量较差的鲜乳色泽较优质鲜乳为差，白色中稍带青色。呈均匀的流体，无凝块，但可见少量微小的颗粒，脂肪聚粘表层呈液化状态。乳中固有的香味稍差或有异味，如有微酸或有其他异味，表明乳已开始酸败。

2.采购酸牛奶

（1）优质酸牛奶色泽均匀一致，呈乳白色或稍带微黄色，凝乳均匀细腻，无气泡，有少量黄色脂膜和少量乳清；其口味清香、酸甜适口、有醇正的酸奶味且富有弹性。

（2）质量较差的酸牛奶色泽不匀，呈微黄色或浅灰色，凝乳不均匀也不结实，有乳清析出。酸牛奶香气平淡或有轻微异味，酸味过度或有其他不良滋味。

2.4 动物类副食产品的贮存

（一）肉类制品的贮存

1.肉类制品的贮存条件

（1）肉制品的贮藏方法很多，传统方法主要有干燥法、盐腌法、熏烟法等；现代贮藏方法主要是低温冷藏和冷冻两种。

（2）冷冻贮存食品前，宜分割食品，避免使用时反复解冻、冷冻。为防止脂肪氧化，肉类冷藏或冷冻时要装入带盖的保鲜盒或包裹薄膜为宜。

（3）短时间存放的肉品，放入冷藏室内，温度保持在-1～4℃之间，可保存1～3天。

（4）冷冻肉比冷藏肉更耐贮藏。肉的冷冻，一般在-18℃左右贮藏。为提高冷冻肉的质量，目前多数冷库均采用速冻法，即将肉放入-40℃的速冻间，使肉温很快降低到-18℃以下，然后移入低温冷库。

2.肉类食品的存储温度见表3-3所示

表3-3　肉类食品的存储温度

种类	环境温度	涉及产品范围
禽畜肉（冷藏）	-1～4℃	猪、牛、羊、鸡、鸭、鹅等
禽畜肉（冷冻）	-12℃以下	猪、牛、羊、鸡、鸭、鹅等

（二）水产品的贮存

1.水产品的贮存条件

（1）水产品常采用低温贮藏。包括冷藏法和冷冻法，一般情况下，冷藏温度0～4℃可存放7天，-18℃可贮藏2～3个月，-30～-35℃可贮藏一年。

（2）水产品在贮藏时不能与其他食品同放在一个冷库，冷库在使用过程中，要定期通风，防止串味。

（3）水产品冷冻时因所采用的温度较低，解冻后其内部水分析出，易导致食品表面干燥、食感变差。因此在贮藏中应覆盖保鲜膜以保持食品的鲜度及营养价值。

（4）海味干制品在贮藏时，要防止仓库中虫害的滋生繁殖，保持仓库的清洁卫生；在仓库进货前，应采用硫黄或其他适当的杀虫剂进行熏蒸灭虫；对于已发生虫害的制品，应及时进行翻晒和敲打，让虫子暴露出来进行消灭；对于发生虫害的制品应放到冷藏库中贮藏，这样方可有效地制止虫害蔓延。

2.水产品的存储温度见表3-4所示

表3-4 水产品的存储温度

种类	环境温度	涉及产品范围
水产品（冷藏）	0～4℃	罐装冷藏蟹肉、鲜海水鱼
水产品（冷冻）	-15℃以下	冻扇贝、冻裹面包屑虾、冻虾、冻裹面包屑鱼、冻鱼、冷冻鱼糜、冷冻银鱼
水产品（冷冻）	-18℃以下	冻罗非鱼、冻烤鳗、养殖红鳍东方鲀
水产品（冷冻生食）	-35℃以下	养殖红鳍东方鲀

（三）蛋类的贮存

1.鲜蛋的保存方法很多，有冷藏法、浸泡法、巴氏杀菌储藏法等。蛋类的最佳保存方法是冷藏保存，2～5℃环境下可以保存40天，0℃可以保存3个月，鲜蛋冷藏保存温度不宜低于-2℃，低于-2℃会将蛋壳冻裂。

2. 鲜蛋在贮存过程中不可以与有不良气味的食物混放，如大蒜、韭菜等。鲜蛋禁止用水洗后贮存，否则会加速鸡蛋变质；没有冷藏条件时，鲜蛋应放在蛋架上，或用干净的纸包上，避免直接暴露在空气中。

（四）乳制品的贮存

1.乳制品的贮存条件

（1）温度：通常消毒牛乳和硬质干酪贮藏温度为2～10℃，酸牛乳贮藏温度为1～8℃，乳粉和炼乳的贮藏温度在20℃以下。

（2）湿度：对于固体、半固体的乳制品，如炼乳、乳粉贮藏环境湿度不能过大，因为这些乳制品受潮后易使微生物繁殖生长或结块等。硬质干酪要求贮藏在相对湿度在80～85%的环境里。

（3）光线：光线照射可加速乳及乳制品中一些成分的变质，如脂肪、维生素等的氧化。因此，乳及乳制品在加工、运输、贮藏、销售等过程中均应尽量避免光线照射。

2.袋装和瓶装牛奶的存储

（1）袋装牛奶是经过两次杀菌，可在常温下保存比较长的时间，但是新鲜牛奶的营养素和天然风味被破坏较多。经过超高温灭菌后的袋装牛奶包装严密，能防止外界细菌的侵入。

（2）瓶装牛奶只进行一次巴氏低温杀菌，致使牛奶不能久放，但巴氏低温杀菌的牛奶较好地保存了牛奶的营养素与天然风味。瓶装牛奶，密封不严密，在温度较高的情况下，细菌很容易繁殖，使奶变质。

第三节　调味品的采购及贮存

3.1 调味品的采购

1.调味品的采购要点

烹饪中用到的调味品种类繁多，采购时要求通过在正规渠道购买大型企业生产的品牌产品，并注意出厂日期和保质期。

2.采购酱油

（1）摇晃瓶子，看酱油沿瓶壁流下的速度快慢，优质酱油浓度很高，黏性较大，流动慢，劣质酱油浓度低，像水一样流动较快。

（2）优质酱油呈红褐色或棕褐色，有光泽而不发乌。打开瓶盖，未触及瓶口，优质酱油就可闻到一股浓厚的香味和酯香味，劣质酱油香气少或有异味。

3. 采购食醋

（1）质量好的红色食醋，呈琥珀色或红棕色，酸味柔和，稍有甜口，具有食醋特有的香气，无其他不良气味。

（2）优质散装醋一个月内不得有霉花浮膜等变质现象，瓶装醋三个月内不得有霉花浮膜等变质现象。

（3）质量差的食醋，多为勾兑制成，着色浅淡，发乌，开瓶后酸气冲眼睛，无香味；口味单薄，有明显的苦涩味，有沉淀物和悬浮物。

4. 采购食盐

（1）优质食盐颜色洁白，结晶整齐一致，坚硬光滑，呈透明或半透明，不结块，无反卤吸潮现象，无杂质，有正常的咸味。

（2）质量差的食盐颜色发红或呈黄黑色，含杂质多，形状为多面不规则的结晶，味道为咸味稍带苦涩。

3.2 调味品的贮存

1. 微生物污染对调味品质量的影响

在夏季，酱油、酱、食盐等表面易产生白色的霉斑，逐渐形成白色皱膜，颜色也由白色变为黄褐色，俗称生醭。一旦生醭，酱油的鲜味、甜味减少，变为酸臭。因此，贮存这些调味品的容器及售货工具等应进行彻底消毒，并要密闭贮存，以防止微生物污染。

2. 昆虫污染对调味品质量的影响

苍蝇可在酱油、豆瓣酱、食醋内产卵而生蛆。食醋也可被醋鳗、醋虱、醋蝇等小昆虫污染，因此这些调味品在贮存、销售过程中，需采取防蝇和防昆虫措施，容器加盖要严密，尤其是防蝇设备要齐全。

3.空气潮湿对调味品质量的影响

味精、辛辣料等在潮湿的空气中易吸潮变质，而发生结块、发霉、变色、变味等。因此调味品应在干燥的条件下贮藏。

第四章

加工制作卫生要求

食品加工各个环节的操作卫生是保证食品卫生、防止食品污染、预防食物中毒的重要环节。加工区域的合理布局、环境的清洁、操作制度的落实，都是食品加工过程中保证食品安全的必备条件；坚决杜绝在加工烹调时，未按操作程序制作食品，以免造成对食品的污染，给人体健康带来危害。

第一节　粗加工

1.1　粗加工区布局要求

1.各类餐饮单位应设置专用粗加工间或划分专用粗加工区域，其使用面积应与生产供应量相适应。

2.粗加工场所应设在靠近原料入口处并便于垃圾清运。

3.粗加工场所地面应易清洗、防滑，所用材料应耐腐蚀、不易发霉、无毒、无异味，符合卫生标准，利于保证食品卫生。

4.粗加工场所至少划分独立的蔬菜、肉类、水产品三个清洗池和加工区域，并标识清楚，不得相互污染；洗涤拖把等清洁用品与清洗食品的水池应分开。

5.粗加工场所应设有层架，择洗好的食品原料应避免交叉污染，与原料分开存放在层架上。

6.粗加工场所应设有足够的操作台，能满足生熟分开的要求。

7.粗加工场所应防尘、防鼠、防蝇设施齐全，加工用容器、工具、设备必须经常清洗，保持清洁。

1.2 粗加工卫生制度

1.加工前应认真检查待加工食品，发现有腐败变质迹象或者其他感官性状异常的，不得加工和使用。

2.粗加工原材料解冻、择洗加工工艺流程必须合理，各工序须严格按操作规程和卫生要求进行操作，确保食品不受污染。

3.加工后食品原料应放入清洁容器内（肉禽、鱼类应用不透水容器），不落地、有保洁及保鲜设施。

4.蔬菜瓜果加工时须做到一拣（拣去腐烂的、不能吃的）、二洗、三浸（必须浸泡半小时）、四切（按需要切形状）；加工后的蔬菜瓜果必须无泥沙、杂物、昆虫。

5.冷冻原料烹饪前应彻底解冻，否则易造成烹饪制品外熟内生。

6.应缩短解冻后的高危易腐食品原料在常温下的存放时间，食品原料的表面温度不宜超过8℃。

7.水发干货等原料应定期换水并检查，如已涨发好，要及时烹饪，防止出现变色、变味、腐烂现象。

1.3 粗加工岗工作流程（表4-1所示）

表4-1 粗加工岗工作流程

岗位职责：
1.1 按标准对蔬菜、肉类、鱼类、禽蛋类等原料进行初步加工处理。
1.2 维护粗加工区域环境卫生、食品加工操作卫生、工具及设备的维护保养工作。

工作流程	工作内容
1 早交班	全体工作人员点名： 1.由厨师长集合工作人员集体点名，查看出勤率。 2.对个别岗位工作人员当天不在岗的工作空缺进行调整安排。
	全体工作人员进行晨检： 晨间身体检查包括有无发热、咽喉疼痛、咳嗽、打喷嚏、黄疸、恶心、呕吐、腹泻、耳眼鼻溢液、长疖子、湿疹及皮肤瘙痒、手外伤、扭伤、烫伤。 个人卫生标准：

	餐饮从业人员须遵从"食品从业人员卫生守则"及"食品从业人员操作间卫生制度"。
	1.上岗前手的清洗要符合六步洗手法的步骤。
	2.工作人员不得留长指甲,工作服整齐洁净,工作帽、围裙无污点油渍、无皱折破损,鞋子干净无污渍破损。
	3.男士头发短而齐整,不留胡须,女士将长发盘起,不可以过肩,不佩戴任何首饰及涂抹指甲油。
	4.工作人员佩戴健康证上岗。
1 早交班	总结前餐工作,布置当餐任务:
	厨师长对上一餐各岗位的工作进行总结,布置当餐工作任务,要求全体厨房员工参加,主要内容有:
	1.对工作突出的员工进行口头表扬。
	2.对当日菜谱进行审核。
	3.对各项重点工作进行详细安排。
	4.对从业人员在作业过程中所出现的操作误差、食品卫生等问题进行批评、指正。
	5.对就餐人员反馈的主要意见如服务态度、上菜速度、菜点口味、菜点质量等问题进行总结分析。
	6.粗加工岗员工与厨师长当面沟通当天菜谱标准,听取前一天对加工质量的意见及用餐人员提出的意见、以便改进。
2 准备工作	上班时间:为保证切配岗位的正常工作,粗加工岗须比其他岗位提前上班。
	(一)个人准备:食品加工前对手的清洗及消毒。
	(二)工具准备:
	1.所有工具摆放整齐,使用方便,符合卫生学标准。
	2.各类毛巾应干爽、洁净,无油渍、污物,无异味。
	3.盛放各类废弃物的垃圾桶内均套上相应要求的垃圾袋,垃圾桶上要有垃圾桶盖。
	(三)检验原料:对蔬菜、肉类、水产品原料的新鲜度、品质等进行检验,凡不符合质量要求的一律拒绝使用。
	1.协助值早班厨师持前一天主配厨师开列的原料申购单,领取各种食品原料。
	2.将领取的肉类原料、蔬菜原料、水产品类原料搬运到粗加工间内,不得就地堆放,需要分放在各专业分工组柜案上。
	3.对领取的蔬菜、肉类、水产品原料的新鲜度、品质等进行检验,凡不符合质量要求的一律拒绝领用。
	4.将领用的不能立即加工完的水产、肉类等新鲜原料,领取后立即放入粗加工间的冰箱中保存。
3 加工原料	(一)确认原料:确认菜单的品种,根据菜单的记录明确烹制方法与加工要求。
	(二)蔬菜加工
	1.根据不同蔬菜的种类和烹饪时规定的使用标准,对蔬菜进行择、削等处理,如择去干老的叶子、削去皮根须、摘除老帮,对一般蔬菜的择除部分可按规定的出优率进行。

3 加工原料	2.将经过择、削处理的蔬菜原料放到蔬菜清洗池中进行洗涤。 3.需要做冷荤凉菜的蔬菜经过择、削、剔、处理后放进水池洗涤干净，将经过清洗的蔬菜捞出放于专用带漏眼的塑料筐中，控净水分，分送到冷荤间预进间处理。 （三）肉类加工 1.加工清洗前，应检查有无经过兽医卫生检验（盖有圆形印戳），经过卫生检验属正常的肉食品。 2.冷冻肉解冻时应提前自然解冻，不宜采用热水浸泡，否则会加速肉类变质。 3.加工肉类，应先摘除肾上腺、甲状腺等器官，然后将黏附在肉上的毛、血、污渍清洗干净，放于清洁的容器内。肠肚等内脏应与肉品分开清洗，分容器盛放，以免串味污染。 4.内脏加工，先摘除内脏上的油脂及污物，将外表冲洗干净，再反过来把里面冲洗干净。不同内脏的加工步骤：肺用清水灌水冲洗，冲到肺发白即可；肠肚里外冲洗后再用盐、矾、醋搓洗两遍，然后用清水冲洗干净；心、肝、腰等撕去油脂用清水冲洗干净。 （四）禽、蛋加工： 1.根据制作菜肴的不同质量规格需求，对活禽进行粗加工处理，活禽宰杀前注意有无疾病，宰杀后脱净毛，去掉头爪，除净内脏，如有特殊的加工要求则应按特殊的质量标准进行单独加工，如整鸡出骨等。 2.鲜蛋是易腐食品，蛋壳上黏附有禽粪等污物，沙门氏菌带菌率很高，在清洗前，对鲜蛋应采用灯光逐只照验，剔除腐败变质及霉变等不能食用的鸡蛋，然后用流动水逐只清洗干净。遇到破蛋，应单独存放在暂存容器内，确认禽蛋未变质后再使用。 （五）水产类加工 1.鱼的加工：1）应根据水产的不同种类和菜肴制作的需要，对其进行粗加工；2）鱼类清洗前应检查其质量，对死黄鳝、甲鱼、河蟹等水产品，均不能作为食品原料使用，这类水产品一旦死亡，已开始变质，食后易引起中毒；3）鱼类要刮鳞、去鳃和内脏：刮鳞－将活鱼放置墩上，把刀身放平，轻拍鱼身，将其拍死，再用刮鳞刷刮净鱼身两面的鱼鳞；去鳃－从鱼的口腔或鳃部将内脏连同鱼鳃一同取出，然后用清水冲洗干净；开膛去内脏－采用背部开膛的方法，去除内脏；4）清洗干净后放入清洁的容器内，尽快送入厨房加工烹制，暂时不用的应放入冰箱冷藏保存，以免鱼体变质。 2.活蟹加工：将活蟹洗净外壳，用刀辅助双手揭开蟹壳，取出沙袋即成，注意不要把蟹螯及爪碰掉。 3.对虾的加工：首先剪去虾的须爪，剥去外皮，再取出虾头部的沙包和背部的沙线，最后用水漂洗干净，注意不可冲洗，以免造成虾脑流出或虾头脱落。
4 收台整理	（一）整理货架：将货架上的所有未加工的原料、用具取下，原料送回原料库房待处理，用具进行清洁消毒。 （二）余料处理：将剩余的粗加工好的蔬菜、肉类、水产品等原料，放置专用料盒内，包上保鲜膜，分类放在专用冰箱内存放，留待下一餐再用。

4 收台整理	（三）清理台面：先清除不锈钢水池内的污物杂质，用浸过洗洁精的毛巾内外擦拭一遍，然后用清水冲洗干净，再用干毛巾擦拭干净，用有效氯浓度为250mg/L的消毒液内外喷洒一遍。 （四）清洗刀墩：用洗涤剂擦洗油脂，然后用刀沥清砧板面，然后用水洗刷干净，墩竖起晒干待消毒；刀一用一洗，洗干净后入消毒柜消毒。 （五）清洗水池：由于粗加工间洗涤污水较多，每天需对阴沟进行清理，阴沟清理分为常规性和定期清理： 1.常规清理，每天一次，在清理地面的同时，先将黏结在阴沟铁算子上的污物用毛刷蘸清洁剂刮刷干净，用清水彻底冲洗。 2.定期清理，每周一次，基本步骤是先对阴沟盖进行清洁处理，然后将铁算盖揭开，将阴沟内的污物清除，用热碱水洗刷除污，然后用清水冲洗干净，再盖上铁算子盖。 3.直通加工间外的阴井，应每周清理一次，主要是除去阴井盖周围的污物，避免污水堵塞，确保排污畅通。 （六）毛巾清洗：所有毛巾先用热碱水或洗洁精溶液浸泡、揉搓，捞出拧干后，用清水冲洗多遍，再入有效氯浓度为250mg/L的消毒液中浸泡5分钟以上进行消毒，再用清水冲净，拧干挂起来晾晒。有条件的可以放入臭氧紫外线消毒柜中统一消毒，待下一餐使用。 （七）清理垃圾桶：将垃圾桶内的盛装废弃物的塑料袋封口后，取出送共用垃圾箱厨余垃圾桶内，然后将垃圾桶内外及桶盖用清水冲洗干净，用干毛巾擦拭干净，把有效氯浓度250mg/L的消毒液内外喷洒一遍。 （八）清理地面：先用笤帚扫除地面垃圾，用浸渍过热碱水或清洁剂溶液的拖把拖一遍，再用干拖把拖干地面。 （九）安全检查：收台检查电器设备、机械设备、照明设备、燃气设备是否关闭。 （十）卫生清理标准： 1.机械摆放整齐，每一次用完后都要清洗干净，并把水渍抹干净，保持清洁、无尘。 2.各类工具使用后要清洗干净，抹干水渍，定期消毒，归类、摆放整齐。 3.地面保持无污渍、无杂物、无积水，墙面保持光洁，每天下班前用水清洁干净地面及有瓷砖的墙壁，擦拭过的台面、玻璃要无污迹。

第二节　切配区

2.1 切配区布局要求

1.厨房设置独立的食品原料切配区，与粗加工区及烹调区相连；配菜与烹调区距离适当，不可太远，以减少传递工作量；也不能太近，不能造成生熟食品交互污染。

2.切配场所设有洗手池，地面要用不透水材料铺砌，并有一定坡度，便于冲洗清扫。

3.切配场所配有食品冰箱和带盖的废弃物桶，加工下来的废弃物及时倒入桶内，并当日清除。

4.切配区需要布置一定的工作台面或台架，以暂放待炒的原料，不可将已配份的菜肴转搁在烹调出菜台上，以免出菜次序混乱。

2.2 切配区卫生制度

1.切配是使原料的品种、数量及经过刀工处理后的大小、薄厚、长短、形状符合所烹饪菜肴的要求，保证定形、定质、定量进行烹饪。

2.食品原料在挑洗后，防止放置时间过长导致食品发生变质；切配时应注意食品的质量，如发现食品腐败变质，有毒有害、污秽不洁或可疑被污染时，不应切配加工，应将其剔出。

3.切配用的工具及容器应保持清洁干净，要有明显的区分标识，不能混淆，避免造成交叉污染。

4.刀砧板用后洗刷干净，砧板洗刷消毒后竖立存放，防止发霉；刀具不用时放入清洁的碱灰水中，可防止生锈。

5. 配菜时需要用熟食品或整只整块熟食需要切取一部分时，应在冷荤间进行操作，专刀专墩切取，防止污染，并将多余部分及时放入冷荤间冰箱保存。

2.3 切配岗工作流程（表4-2所示）

表4-2　切配岗工作流程

岗位职责： 1.1要求切配岗根据烹调需要熟练对活禽、肉类、鱼类、蔬菜等原料进行切配。 1.2负责本岗位的餐饮卫生、工具使用、保管及设备的维护保养工作。		
工作流程	工作内容	
1 早交班	全体工作人员点名： 1.由厨师长集合工作人员集体点名，查看出勤率。 2.对个别岗位工作人员当天不在岗的工作空缺进行调整安排。	
	全体工作人员进行晨检： 晨间身体检查包括有无发热、咽喉疼痛、咳嗽、打喷嚏、黄疸、恶心、呕吐、腹泻、耳眼鼻溢液、长疖子、湿疹及皮肤瘙痒、手外伤、扭伤、烫伤。	
	个人卫生标准： 餐饮从业人员必须遵从"食品从业人员卫生守则"及"食品从业人员操作间卫生制度"。 1.上岗前对手的清洗及消毒，工作人员不得留长指甲。 2.工作服整齐洁净，工作帽、围裙无污点油渍、无皱折破损。 3.佩戴健康证上岗。 4.鞋子干净无污渍破损。 5.男士头发短而齐整，不留胡须，女士将长发盘起，不可以过肩，不佩戴任何首饰及涂抹指甲油。	
	总结前餐工作，布置当餐任务：厨师长对上一餐各岗位的工作进行总结，布置当餐工作任务，要求全体厨房员工参加，主要内容有： 1.对工作突出的员工进行口头表扬。 2.对当日菜谱进行审核。 3.对各项重点工作进行详细安排。 4.对从业人员在作业过程中所出现的操作误差、食品卫生等问题进行批评、指正。 5.对就餐人员反馈的主要意见如服务态度、上菜速度、菜点口味、菜点质量等问题进行总结分析。 6.切配岗员工与厨师长沟通当天菜谱切配标准，听取前一天对配菜质量的意见及用餐人员提出的意见，以便改进。	

2 准备工作	（一）个人准备：食品加工前对手的清洗及消毒。 （二）工具准备： 1.所有工具必须符合标准，摆放整齐，使用方便，符合卫生标准。 2.刀、墩、毛巾从专用消毒柜中取出，应干爽、洁净；配菜用刀、墩等应专用，定位存放，配菜用具要有明显标识区分。 3.盛放各类废弃物的垃圾桶内均要套衬专用的垃圾袋，垃圾桶上要有垃圾桶盖。 （三）检验原料：对粗加工过的蔬菜、肉类、水产品的新鲜度、品质等进行检验，凡不符合质量要求的一律拒绝使用。检验原料的步骤是： 1.持前一天主配厨师开列的菜谱，与粗加工工作人员核对所需切配的食品原料。 2.将从粗加工处加工过的蔬菜、肉类、水产品搬运到切配间内，分放在各专业分工组柜案上。 3.对领取的蔬菜、肉类、水产品、禽蛋类的择洗质量、新鲜度等进行检验，凡不符合质量要求的一律拒绝切配。 4.领用的不能立即加工完的水产、肉类等原料，领取后立即放入切配间的冰箱中保存。
3 切配原料	（一）工作程序 1.切配组每餐根据厨房主管分配的加工任务进行用料切配。 2.切配原则，采取整料整用，次料次用，边角料充分利用的原则。 3.将准备上灶的蔬菜、禽、鱼、肉类按要求运用各种刀工将各类原料精加工成不同形态的片、条等半成品，待用。 4.要求切配的刀工精细、大小厚薄均匀、粗细长短一致、花纹形状美观。 5.切配后按需要将各类食品进行调拌上浆、腌、主辅料分别放置，及时放冰箱冷藏待用。 （二）刀工的基本要求 1.刀、墩达标：刀必须刀口锋利，刀刃平直，不弯曲，无缺口，刀面光滑明亮，无锈迹。菜墩应表面平整，干净整洁，不可凹凸不平。 2.整齐划一：每道菜所用的主料、辅料，在形状、大小、薄厚、粗细、长短上都必须整齐划一，均匀一致，否则入味不匀，生熟不一，影响菜肴的卫生质量。 3.清爽利落：切配的原料必须清爽利落，条与条、丝与丝、片与片之间截然分开，不可藕断丝连，似断未断。 4.合理用料：烹调方法不同，所需原料形状也不一样，因此，在刀工处理时，必须按照烹调的技术要求，使原料能得到合理、充分的利用，避免造成浪费。 5.看料下刀，要根据不同原料，采用不同刀法。 （三）刀法的种类：常用刀法有切、砍、剁、片四大类。 1.切：就是在操作时刀与所切的原料保持垂直状态，自上而下地用力，一般适用于较脆的原料或无骨的原料。 2.砍：用于带骨的或坚硬的原料，砍时用力较大，手指要紧握刀箍以上，防止脱手。 3.剁：适用于带骨的原料，如鱼、排骨。 4.片：用于无骨的脆性、韧性和软性原料。

3 切配原料	（四）操作过程中卫生保持的具体要求： 1.切配过程中注意环境卫生，及时收拾台面，倾倒不要的边角余料。 2.切配好的半成品应避免污染，与原料分开，根据性质分类存放。 3.切配的刀、墩要严格分清原料种类使用，不能混淆；刀具均要保持刀口锋利，不卷刃缺口，切配完一种食物后，及时冲洗、擦净。 4.切配人员加工过程中注意个人卫生，尤其是对手的清洗和消毒。
4 收台整理	（一）整理货架：将货架上的未用的粗加工过的原料归还粗加工处进行贮存，用具、盛具进行清洁消毒处理。 （二）余料处理：将剩余的切配好的蔬菜、肉类、水产品等用料，放置在专用料盒内，包上保鲜膜，分类放在冰箱内存放。 （三）清理台面：先清除不锈钢水池内的污物杂质，用浸过洗洁精的毛巾内外擦拭一遍，然后用清水冲洗干净，再用干毛巾擦拭干净，把有效氯浓度为250mg/L的消毒液内外喷洒一遍。 （四）清洗刀墩：用洗涤剂擦洗油脂，然后用刀沥清砧板面，然后用水洗刷干净，墩竖起晒干待消毒；刀，一用一洗，洗干净后入消毒柜消毒。 （五）清洗水池：由于切配间切配的原料较多，易造成水池堵塞，故应经常清理下水孔，防止堵塞，确保排污畅通。 （六）毛巾清洗：所有毛巾先用热碱水或洗洁精溶液浸泡、揉搓，捞出拧干后，用清水冲洗多遍，再入有效氯浓度为250mg/L的消毒液中浸泡5分钟以上进行消毒，再用清水冲净，拧干挂起来晾晒。有条件的可以放入臭氧紫外线消毒柜中统一消毒，待下一餐使用。 （七）清理地面：先用笤帚扫除地面垃圾，用浸渍过热碱水或清洁剂溶液的拖把拖一遍，再用干拖把拖干地面。 （八）清理垃圾桶：将垃圾桶内的盛装废弃物的塑料袋封口后，取出送共用垃圾箱内，然后将垃圾桶内外及桶盖用清水冲洗干净，用干毛巾擦拭干净，把有效氯浓度为250mg/L的消毒液内外喷洒一遍。 （九）安全检查：检查电器设备、机械设备、照明设备功能是否正常。 （十）卫生清理标准： 1.机械摆放整齐，每一次用完后都要清洗干净，并把水渍抹干净，保持清洁、无尘。 2.各类工具使用后要清洗干净，抹干水渍，定期消毒，归类、摆放整齐。 3.地面保持无污渍、无杂物、无积水，墙面保持光洁，每天下班前用水清洁干净地面及有瓷砖的墙壁，擦拭过的台面、玻璃要无污迹。

第三节 成品加工制作

3.1 烹饪区布局要求

1.烹饪区域与餐厅宜在同一楼层，烹饪厨房必须有足够的冷藏和加热设备。

2.烹饪场所的地面应用不透水材料铺砌，灶前墙壁贴瓷砖到顶，天花板用防霉涂料涂刷，灶台应有排水沟，并有一定坡度，下水道保持通畅，以利洗刷灶面的污水及时排出。

3.灶台上应有排烟气罩，使油烟热气及时排出室外，操作台宜采用不锈钢台面，生进熟出最好做到分台或架桥式操作台，下面进生的，上面出熟的，避免进出菜在同一台面，造成交叉污染。

3.2 烹饪区卫生制度

1.食品在烧煮烹调过程中，易发生交叉污染。生、熟食盛器均应有明显标记，使用前应严格消毒，不能用未消毒的容器盛放熟食菜肴。

2.炊事工具应保持清洁；不同用途的毛巾应区分使用并经常清洗，用后洗净晾干，不能用未消毒毛巾揩擦已消毒的餐饮具、容器，避免餐饮具重新受到污染。

3.各种调味料、佐料应妥善存放，禁止使用发霉、生虫的调料和人工合成色素及其他非食品用添加剂。

4.炒菜时不应用炒勺或手指直接尝味，尝余的汤菜不应倒回锅内。

5.烧好的饭菜应及时放入备餐室，但放置时间不宜太长，以免在放置时间内细菌大量生长繁殖。

3.3 烹饪岗工作流程（表4-3所示）

表4-3 烹饪岗工作流程

岗位职责：
1.1 根据不同食材的性质特点、烹制火候和时间进行热加工，保证食材的质量。
1.2 负责本岗位的餐饮卫生、工具使用、保管及设备的维护保养工作。

工作流程	工作内容
1 早交班	全体工作人员点名： 1.由厨师长集合工作人员集体点名，查看出勤率。 2.对个别岗位工作人员当天不在岗的工作空缺进行调整安排。 全体工作人员进行晨检： 晨间身体检查包括有无发热、黄疸、恶心、呕吐、腹泻、咽喉疼痛、频繁咳嗽、打喷嚏、耳眼鼻溢液、长疖子、湿疹及皮肤瘙痒、手外伤、扭伤、烫伤。 个人卫生标准： 餐饮从业人员必须遵从"食品从业人员卫生守则"及"食品从业人员操作间卫生制度"。 1.上岗前对手的清洗及消毒，工作人员不得留长指甲。 2.工作服整齐洁净，工作帽、围裙无污点油渍、无皱折破损。 3.佩戴健康证上岗。 4.鞋子干净无污渍破损。 5.男士头发短而齐整，不留胡须，女士将长发盘起，不可以过肩，不佩戴任何首饰及涂抹指甲油。 总结前餐工作，布置当餐任务： 厨师长对上一餐各岗位的工作进行总结，布置当餐工作任务，要求全体厨房员工参加，主要内容有： 1.对工作突出的员工进行口头表扬，对各项重点工作进行详细安排。 2.对当日菜谱进行审核。 3.烹饪岗厨师与厨师长现场沟通交流。 4.对就餐人员反馈的主要意见如服务态度、上菜速度、菜品口味、菜点质量等问题进行总结分析。 5.对从业人员在作业过程中所出现的操作误差、食品卫生等问题进行批评、指正。
2 准备工作	（一）个人准备：食品加工前对手的清洗及消毒。 （二）用具准备： 1.所有工具必须符合标准，摆放整齐，使用方便，工具必须符合卫生标准。 2.清理冰箱食品。冰箱隔日所剩食品应生熟分开，严禁叠盘摆放；已切配蔬菜在冰箱中隔夜保存后如有枯叶、霉变、腐烂等不合格食品，不得再加工使用；隔夜熟食要回锅加热后再食用，食用时限为烧熟后24小时。 3.热加工中使用的调料应符合卫生要求，热菜盛装的大容器（盆、锅）等应清洁消毒，调料内无异物，打开后及时加盖防尘。

2 准备工作	4.餐饮具准备：由专人到洗碗间领取餐饮具，注意对领回的餐饮具保持其洁净状态，防止二次污染。 5.盛放各类废弃物的垃圾桶内均要套衬专用的垃圾袋，垃圾桶上要有垃圾桶盖。 （三）检验用料：热加工前检查切配送来的食品原料感官现状，不得加工腐败变质、污秽不洁、超过保质期的食品原料。
3 烹炒原则	（一）确认原料：食品烹调过程中，厨师应根据各种食品的具体性质，决定加热时间。 （二）加工动物性食品 1.动物性食品脂肪的导热性差，蛋白质遇热后凝固，会影响热力的穿透，因此，烧煮时必须充分加热，使食品每个部位都均匀受热。尤其是整只鸡、鸭、大块肉类，应注意上下翻动，否则易发生里生外熟。 2.鱼、肉类食品不要加热时间过长或反复加热，长时间的反复加热，鱼、肉中的氨基酸、肌酸酐等会发生化学反应，形成芳香氨基化合物。 3.食物挂糊上浆以及勾芡都是保护原料中营养素少受损失的好方法。但涂有面粉的鱼、肉类食品，表面的面糊会影响热的穿透，食品下锅后，很快呈现深黄色或出现外焦现象，实际上里面并没有熟透。 （三）加工蔬菜 1.绿叶蔬菜不宜先焯后炒，这样会损失大量维生素和无机盐。在加热中不宜长时间焖煮，因为有些青菜中含硝酸盐较高，长时间焖煮，硝酸盐会还原成亚硝酸盐，对人体有害。 2.煮菜时应先将水烧开再将原料下锅。炒青菜忌先放盐，过早放盐使渗透压增大，会使水溶性营养物质逸出，维生素溶出不易于消化吸收。 （四）调料要求 1.烹制食物的食用油要采用经过精炼的植物油，煎炸油不可反复使用，高温的油及反复使用的油中产生聚合物，其中含有大量的强致癌物，对人的身体有不良影响。 2.动物油忌用大火煎熬，油温达200℃，猪油会发生变化而产生丙烯醛，这种物质可引起人的消化和呼吸系统的病症。 3.用于食品加工的添加剂（调料）要用得适当。如加醋，可保护食品中的维生素C，并能除腥腻，增加食品的鲜香味，使鱼、肉骨中钙质溶解，有利于人体吸收；味精应在起锅时加入，可保持食物的鲜美，增加天然的风味，若长时间的高温会使其失去鲜味，并产生有害的物质。 （五）操作过程中卫生具体要求： 1.操作过程中注意环境卫生，及时收拾台面。 2.半成品应与成品分开存放，注意生熟食品存放容器的区分。 3.炒菜时尝味，应用小碗盛出，尝余的汤菜不应倒回锅内。 4.加工过程中注意个人卫生，做好手的清洗消毒，戴好工作帽，防止头发掉入出品的食物中。
4 收台整理	（一）收台注意事项 1.不得将回收后的食品经烹调加工后再次供应。

4 收台整理		2.加工后的成品应与半成品、原料分开存放。 3.需要冷藏的食品、应冷却后再冷藏。 4.热加工中使用的调料应符合卫生要求,盛装容器应保持清洁,调料内无异物,用后加盖防尘。 5.热菜烹调使用的各种盆、锅等,使用完毕后及时清洗消毒备用。 6.冰箱必须生、熟食品,半成品、原料分开储存,食品不得直接接触冰箱,需加膜加盖存放。冰箱需定期除霜、保持冰箱温度在正常制冷范围。 (二)清理台面: 1.首先对配菜台进行清理,刀墩进行洗涮消毒,竖放固定位置晾干。 2.再清除不锈钢水池内的污物杂质,用浸过洗洁精的毛巾内外擦拭一遍,然后用清水冲洗干净,再用干毛巾擦拭干净,把有效氯浓度为250mg/L的消毒液内外喷洒消毒。 3.灶面及灶台墙壁洗刷,做到无积灰,无油垢,无食物残渣。 (三)清理排气罩:用后及时进行表面擦拭,定期对排风系统进行保养维护。 (四)擦拭冰柜:每日收台前对冰箱进行擦拭,保证冰箱内外清洁,无异味。 (五)毛巾清洗:所有毛巾先用热碱水或洗洁精溶液浸泡、揉搓,捞出拧干后,用清水冲洗两遍,拧干。有条件的放入微波炉用高火力加热3分钟,取出晾干;或放入臭氧紫外线消毒柜中统一消毒,待下一餐使用。 (六)清理地面:先用笤帚扫除地面垃圾,用浸渍过热碱水或清洁剂溶液的拖把拖一遍,再用干拖把拖干地面。 (七)安全检查:检查电器设备、机械设备、照明设备功能是否正常;检查炉灶的气阀开关是否关闭。 (八)卫生清理标准: 1.机械摆放整齐,每一次用完后都要清洗干净,并把水渍抹干净,保持清洁、无尘。 2.各类工具使用后要清洗干净,抹干水渍,并归类、摆放整齐。 3.餐饮用具都要消毒,保持无菌状态,保洁备用。 4.排气罩干净透亮,无油渍,不滴油。 5.地面保持无污渍、无杂物、无积水,墙面保持光洁,每天下班前用水清洁干净地面及有瓷砖的墙壁,擦拭过的台面、玻璃要无污迹。

3.4 面点区布局要求

1.面点厨房要求单独分隔或相对独立。

2.墙壁、天花板无脱落、无霉斑、无滴水。

3.应配有足够的蒸、煮、烤、炸设备。

4.抽排油烟、蒸汽的效果要好。

3.5 面点区卫生制度

1.做到专室、专人、专用工具、专用冷藏。

2.使用的食品添加剂应符合国家食品安全标准。

3.原料无虫、无异物、无霉变、无酸败。

4.馅类、油炸食品要彻底加热，防止发生里生外熟。

5.和面机、发面缸、面杖、刀具、模具等工具用后要消毒，定位存放。

6.成品放入清洁的食品贮存设施内，做到防蝇、防蟑、防鼠、防尘。

7.台面、地面应清洁，无积水、无异味、无有害昆虫，备有必要的防蝇防尘措施。

3.6 面点岗工作流程（表4-4所示）

表4-4 面点岗工作流程

岗位职责 1.1 能熟练制作各种风味的面点。 1.2 负责本岗位的食品卫生、原料领用、保管及设备的维护保养工作。	
工作流程	工作内容
1 班前会	全体工作人员点名： 1.由厨师长集合工作人员集体点名，查看出勤率。 2.对个别岗位工作人员当天不在岗的工作空缺进行调整安排。
	全体工作人员进行晨检： 晨间身体检查包括有无发热、黄疸、恶心、呕吐、腹泻、咽喉疼痛、频繁咳嗽、打喷嚏、耳眼鼻溢液、长疖子、湿疹及皮肤瘙痒、手外伤、扭伤、烫伤。
	个人卫生标准： 餐饮从业人员必须遵从"食品从业人员卫生守则"及"食品从业人员操作间卫生制度"。 1.上岗前对手的清洗及消毒，工作人员不得留长指甲。 2.工作服整齐洁净，工作帽、围裙无污点油渍、无皱折破损。 3.佩戴健康证上岗。 4.鞋子干净无污渍破损。

	5.男士头发短而齐整，不留胡须，女士将长发盘起，不可以过肩，不佩戴任何首饰及涂抹指甲油。
1 班前会	总结前餐工作、布置当餐任务： 面点师与全体厨房员工一起，与厨师长对上一餐各岗位工作中存在的问题进行工作总结，主要内容有： 1.对工作突出的员工进行口头表扬。 2.对各项重点工作进行详细安排。 3.对当日菜谱进行审核，面点岗与厨师长现场沟通交流。 4.对就餐人员反馈的主要意见如服务态度、上菜速度、菜点口味、个人卫生及就餐环境卫生、食品卫生、餐饮具卫生等问题进行总结分析。
2 准备工作	（一）个人准备：食品加工前对手的清洗及消毒。 （二）工具准备：通电通气检查和面机、压片机、馒头机、电饼铛、电冰箱、蒸锅、煮灶、炸锅、电烤箱等运转功能是否正常，若出现故障，应及时自行排除或报修。 （三）用具准备：备好各种将要使用的用具：刀、案板、擀面杖、盆、碗、漏勺、手勺、锅铲、烤盘、毛巾等。 （四）消毒液准备： 面点操作间准备有效氯浓度为250mg/L的消毒液用于工具的浸泡消毒。 （五）工具的卫生标准： 1.各种用具、工具干净无油渍、无污渍。 2.各种机械设备清洁卫生、无异味。 3.毛巾应干爽、洁净、无异味。 4.将案板清理干净、调和面团的盘、擀面杖等用具放于工作台合适的位置上，以便于操作。 （六）领取加工原料： 1.由专人到食品仓库领取各种食品原料及调味料，对领取的各种原料进行品质检验，凡不符合质量要求的一律拒绝领用。 2.将原料进行分类处理，面粉等干料存放到面点间的临时仓库，其他需要加工的原料进行加工。 3.做馅用的肉、蛋、水产品、蔬菜等原料要按照粗加工卫生制度的要求加工。 （七）各种味碟的准备： 有些面点品种食用时需要配带小调味碟，如蒜泥、酱料等应在开餐前加工，盛装准备好，以供开餐后随时取用。准备这些味碟时，由于是直接入口食用，需在冷荤间内完成加工。
3 加工制作	（一）接单确认： 确认菜单上面点的名称、种类、数量。确认工作结束，对面点按量配份： 1.按《标准面点食谱》的配份用量取原料。 2.使用食品添加剂的按要求找保管人领取，对使用量进行登记。 3.对上餐剩余的面点生坯检验是否符合质量要求。 4.凡不符合质量规格的生坯一律不用；按量配份加热熟制。

3 加工制作		（二）面团制作： 厨师根据所加工面点品种的需要、按使用面粉的种类、重量及比例加入辅料、水，调和制成面团，反复搓揉后放置保温箱内饧面。 （三）馅料制作： 1.包子、水饺、馅饼等包馅品种按下剂、擀皮、上馅、包制的操作规程操作加工，包好后摆放盒内，放入面点间冰箱储存。 2.面条加工则在压面片机上将面片压制成需要的厚度后，切成规定的宽度，然后放专用货柜上存放。 3.其他的品种则按各自的制品要求进行加工。 4.面点生坯预制加工要做到下剂、上馅用量准确，造型美观，大小一致，重量相等。 （四）面点熟制工作程序： 1.包子、蒸饺等蒸制品放入预热过的蒸锅中用旺火加热约10~15分钟、熟透后取出。 2.水饺、面条等煮制品放入沸水锅内用旺火加热约5~10分钟。 3.油煎包、家常饼等煎、烙制品放入预热过的电饼铛中用中等火力加热至外表金黄色熟透，大约需要10~15分钟。 4.烤制品应根据烤制品的厚薄、放入预热至150℃箱温的烤箱内加热10~15分钟，至熟透取出。熟制后的面点制品要求是：内外受热均匀、外表色泽一致、老嫩软硬相同、不破不碎、个体完整、形态美观。 5.出品的面点当餐食用，如有剩余应存放在面点间冰箱冷藏，并做到生熟分开保存。 （五）操作过程中卫生保持的具体要求： 1.工作人员加工过程中注意个人卫生，做好手的清洗消毒，戴好工作帽，防止头发掉入面制品中。 2.操作过程中注意环境卫生，及时收拾台面，倾倒不要的边角余料。 3.出品的熟制面食要使用已消毒的刀墩进行加工切配。
4 收台整理		（一）调料整理： 1.将调料盒里剩余的液体调味料用保鲜膜封好后，放入冰箱中保存，以便下餐使用。 2.食用油与未使用完的瓶装调料加盖后存放在储藏橱柜中；开封后需冷藏的放入冰箱中，以便下餐使用。 （二）余料整理： 1.将剩余的加工好的生坯和馅料盛放塑料盒内，包上保鲜膜，放冰箱内存放，留待下一餐再用。 2.剩余的面粉、淀粉、大米等干料装袋或盒，标记好生产日期，密封好，放入面点间的临时仓库内储存、以便下餐使用。 （三）用具整理： 1.将案板、灶台、料理台上的调料盒、盛料盆及漏勺、手勺、刀、墩、擀面杖等清洗干净，用消毒后的干毛巾擦干水分，放回货架固定的存放位置或储存柜内。 2.将剩余的餐饮具送回餐饮具洗消间保洁柜内，等待消毒。

4 收台整理		3.和面机、压面片机等切断电源，用清水将机器内外清洗干净，然后用消毒后的干毛巾擦干水分。 4.先清除水池内的污物杂质，用浸过洗洁精的毛巾擦拭一遍，然后用清水冲洗干净、再用干毛巾擦干。 5.毛巾清洗：所有毛巾先用热碱水或洗洁精溶液浸泡、揉搓、捞出拧干后，用清水冲洗两遍，拧干后放入微波炉用高火力加热3分钟、取出晾干。 6.擦拭油烟排风罩：养成每天工作后擦拭排风罩的好习惯。 7.垃圾整理：将垃圾桶内的盛装废弃物的塑料袋封口后，取出送共用垃圾箱内，然后将垃圾桶内外及桶盖用清水冲洗干净，再用含氯消毒液内外喷洒一遍。 8.清理地面：先用笤帚扫除地面垃圾，用浸渍过热碱水或清洁剂溶液的拖把拖一遍，再用干拖把拖干地面，然后把打扫卫生使用的工具清洗干净，放回指定的位置晾干。 （四）安全检查：检查电器设备、机械设备、照明设备、通信工具功能是否正常；检查蒸煮炉灶的气阀或气路总阀是否关闭。 （五）卫生清理标准： 1.油烟排风罩、墙壁、工具、设备、用品每餐结束后彻底擦拭一次。 2.擦拭过的台面、玻璃、工具要求无污迹、无杂物。 3.地面无杂物、无积水。 4.毛巾清洁、无油渍、无异味。 5.将调料盒里的剩余液体调味料分别用保鲜膜封好后，放入冰箱中保存。

3.7 烧烤区布局要求

1.烧烤场所应按粗加工—腌制—烧烤肉—成品摆放的程序分设区域。

2.原料、半成品应分开放置，成品应有专用存放场所，避免受到污染。

3.烧烤间应设紫外线消毒灯，每天进行用具表面及空气消毒。

4.烧烤区必须设洗手消毒水池及设施。

5.烧烤区应设有专用的冷藏设备。

6.烧烤场所应具有良好的排烟系统。

7.防蝇、防鼠、防蟑螂的设施应完备。

8.废弃物品应放入带盖的垃圾桶内，不得外溢，并及时倾倒。

3.8 烧烤制作卫生制度

1.从业人员上岗要穿戴衣帽、口罩，保持个人卫生。

2.烧烤加工前应认真检查待加工食品，发现有腐败变质或者其他感官性状异常的，不得进行加工。

3.烧烤肉类严禁使用亚硝酸盐，所有畜肉类必须经过兽医检疫合格方可使用。

4.烧烤时宜避免食品直接接触火焰和食品中油脂滴落到火焰上。

5.烧烤区制作过程应生熟分开，防止交叉污染，盛装熟食的容器须经过消毒。

6.烧烤肉类食品时，应将其烤熟烤透，直到汁水没有任何红色的血水出现。

7.食物经过烧烤后而长时间未食用，应冷藏保存。

8.加工场所应卫生整洁，地面无残渣，无污物，工作结束及时将用具容器等洗刷干净。

第四节　专用操作区

4.1 冷荤间布局要求

1.冷荤间应达到专室、专人、专用具、专冷藏、专消毒的五专要求。

2.冷荤间应设有预进间，在预进设置两个水池，供操作人员洗手和洗菜专用，在预进间工作人员要更换清洁的工作衣帽。

3.冷荤间应设有玻璃门窗，平时门窗关闭，出菜从专间窗口传递。

4.冷荤间应设有完整的纱窗、纱门，专间有空调降温设施。

5.冷荤间内应设有专用冰箱、熟食橱、水池和空气消毒设备。

4.2 冷荤间卫生制度

1.凉菜应由专人加工制作，非专间加工制作人员不得擅自进入专间，进专间操作前更换清洁的工作衣帽，戴口罩。

2.凉菜制作人员上岗前必须严格清洗消毒手部，加工制作过程中适时清洗消毒手部。

3.冷荤间室温应控制在25℃以内，冷荤间紫外线灯功率大于1.5w/m^3，距离地面2m以内，每次上岗操作前消毒半小时并做好记录。

4.清洗整理食品原料、烧煮熟食，必须在专间外进行。烧好的熟食卤菜，待冷却凉透后才能放入熟食凉箱，否则食品外层遇冷后结冰，而中心仍保持一定温度，容易发生变质。

5.放入冰箱内的食品，容器应加盖或加膜，防止冰箱的冷凝水滴在熟食上造成污染。

6.冷盘配好后应及时放入熟食冰箱存放，以抑制细菌的生长繁殖。

7.冷荤间内不准存放杂物及个人生活用品，冷荤间内所有工具、容器使用前应严格消毒，用后清洗干净。

4.3 冷荤岗工作流程（表4-5所示）

表4-5　冷荤岗工作流程

岗位职责
1.1 严格按照食品卫生操作规范进行菜肴的制作。
1.2 负责本岗位的食品安全、调料领用、保管及设备的使用维护。

工作流程	工作内容
1 早交班	全体工作人员进行晨检： 晨间身体检查包括有无发热、黄疸、恶心、呕吐、腹泻、咽喉疼痛、频繁咳嗽、打喷嚏、耳眼鼻溢液、长疖子、湿疹及皮肤瘙痒、手外伤、扭伤、烫伤。

1 早交班	个人卫生标准： 餐饮从业人员必须遵从"食品从业人员卫生守则"及"食品从业人员操作间卫生制度"。 1.上岗前对手的清洗及消毒，工作人员不得留长指甲。 2.工作服整齐洁净，工作帽、围裙无污点油渍、无皱折破损。 3.佩戴健康证上岗。 4.鞋子干净无污渍破损。 5.男士头发短而齐整，不留胡须，女士将长发盘起，不可以过肩，不佩戴任何首饰及涂抹指甲油。	
	总结前餐工作情况： 冷荤间厨师与全体厨房员工在早交班会，对上一餐各岗位工作中存在的问题进行工作总结，并根据餐厅提供的信息，进行通报与分析，主要内容有： 1.对工作突出的员工进行口头表扬。 2.对就餐人员反馈的主要意见如服务态度、上菜速度、菜点口味、个人卫生及就餐环境卫生、食品卫生、餐饮具卫生等问题进行总结分析。 3.对主要岗位作业过程中所出现的误差进行批评、纠正。 4.布置当餐工作任务，对餐谱进行审核确认；对个别岗位厨师轮休、病休的工作空缺进行调整、安排。	
2 准备工作	（一）专间在开工前应进行空气和操作台的消毒，紫外线灯消毒半小时，并在紫外线消毒记录本上记录，要求紫外线灯距离地面2米以内，每支灯管应安装反光罩。 （二）个人准备：预进间内更衣戴口罩，用肥皂洗手，流动水冲洗，再用75%酒精擦拭或者有效氯浓度为100mg/L的消毒剂浸泡双手。 （三）消毒液准备： 第一盆消毒液：预进间准备有效氯浓度为100mg/L的消毒液用于手的消毒。 第二盆消毒液：冷荤操作间准备有效氯浓度为250mg/L的消毒液用于刀、墩、夹子、筷子、勺子等工具的浸泡消毒。 第三盆消毒液：配制有效氯浓度为250mg/L的消毒液用于台面、器械、用具的消毒擦拭。 由于氯气有易挥发的特性，含氯消毒液4小时需重新配制。 （四）器具准备： 1.各种工具使用前进行清洗消毒，台面、器械进行消毒擦拭，保证外观干净、无油渍、无污渍。 2.刀、墩、毛巾消毒，外观应干爽、洁净，无油渍、无异味，刀、墩做到专刀专用。 3.各种盒装、瓶装的调味品的外包装应干净卫生。 （五）冰箱准备：每日上岗前清理出前日剩余食品，用清洗液擦洗冰箱内部及冰箱内侧的密封皮条和排风口，再将浸泡过有效氯浓度为250mg/L的消毒液的小毛巾缠绕固定在冰箱外把手上，起到消毒的作用。 （六）食品原料准备： 1.蔬菜、水果等食品原料应在外清洗处理干净后再传递进专间。	

2 准备工作	2.预包装食品和一次性餐饮具应在去除外层包装并保持最小包装清洁后，方可传递进专间。 （七）餐饮具准备：由专人到洗碗间领取餐饮具，注意对领回的餐饮具保持其洁净，防止二次污染。
3 菜品加工	（一）切配冷盘凉菜时首先应检查待加工原料的质量，凡腐败变质、质量不新鲜以及隔夜的原料，不应作为改刀或配制冷盘使用。 （二）生料预制 1.需要进行预热处理的原料，应将粗加工好的原料在烹饪间炉灶上用沸水或热油分别进行焯水或过油处理。 2.无须加热处理的生食原料，应在外清洗处理干净后再传递进专间，在专间洗菜池进行严格的消毒处理，使用有效氯浓度100mg/L的消毒液将生食原料浸泡5分钟，捞出用清水冲净后，再行切割处理。 3.生料预制的食品原料均不能在冷荤间内进行清洗，加工人员应严格按照生食原料的消毒的操作规程与预热熟制的作业程序加工。 （三）原料切制 将预热加工与消毒处理过的冷菜原料，进行刀工切割处理，无论丁、丝、条、块、段、片等，基本质量标准是： 1.厚薄、长短一致，粗细、大小均匀。 2.形态、形状具有美感。 3.不同种类的原料要分开盛放。 4.容易氧化变色的原料应随时使用保鲜膜封严，或随用随配。 （四）调味料预制：易氧化变味的酱汁，均应现调现用。 （五）在改刀或配制冷盘过程中应经常注意刀、砧板、毛巾和手的清洗消毒。含氯消毒液应4小时更换，确保浓度在250mg/L，以保证消毒效果。 （六）操作过程中卫生保持： 1.加工过程中注意个人卫生，戴好工作帽及口罩。 2.注意环境卫生，及时收拾台面，倾倒不要的边角余料。 3.切配完食品的刀、墩、手要及时冲洗消毒。 4.尝味，应用小碗盛出，尝余的汤菜不应倒回锅里。 5.加工好的冷荤食品应及时出品或用保鲜膜覆盖存放。
4 收台整理	（一）调料整理： 1.将调料盒里的剩余液体调味料分别用保鲜膜封好后，放入冰箱中保存。 2.调料加盖后存放在储存橱柜中。 3.对调制的剩余的调味酱、汁、油等，应用保鲜膜封严后，放入冰箱中保存，留待下餐再用。 （二）清理台面：先清除不锈钢水池内的污物杂质，用浸过洗洁精的毛巾内外擦拭一遍，然后用清水冲洗干净，再用干毛巾擦拭干净，把有效氯浓度250mg/L的消毒液内外喷洒一遍，不用擦拭，以保持消毒液的杀菌效力。 （三）清理垃圾桶：将垃圾桶内的盛装废弃物的塑料袋封口后，取出送共用垃圾箱内，然后将垃圾桶内外及桶盖用清水冲洗干净，用干毛巾擦拭干净，把消毒液内外喷洒一遍。

4 收台整理	（四）清理地面：先用笤帚扫除地面垃圾，用浸渍过热碱水或清洁剂溶液的拖把拖一遍，再用干拖把拖干地面。 （五）毛巾清洗：所有毛巾先用热碱水或洗洁精溶液浸泡、揉搓，捞出拧干后，用清水冲洗，拧干，再放入臭氧紫外线消毒柜中统一消毒，待下一餐使用。 （六）用具消毒：所有餐饮具送到洗碗间消毒，刀具、菜墩洗涤干净后用有效氯浓度为250mg/L 的消毒液浸泡消毒5分钟以上。 （七）安全检查：检查水管、灶具、照明、电器是否彻底关闭。 （八）消毒处理：冷荤间卫生清理及安全检查工作结束后，打开紫外线消毒灯，照射30分钟后，将灯关闭，工作人员离开工作间，然后锁门，由专人将门锁钥匙送交规定的地方，并且签字，第二天由值早班人员签字领取。 （九）卫生标准： 1.油烟排风罩、墙壁每周擦洗一次；其他工具、设备、用品每餐结束后彻底擦拭一次。 2.擦拭过的台面、玻璃、工具要求无污迹、无杂物。 3.地面无杂物、无积水。 4.毛巾清洁、无油渍、无异味。 5.将调料盒里的剩余液体调味料分别用保鲜膜封好后，放入冰箱中保存。 6.所有餐饮用具均消毒后储存，做好保洁工作，防止二次污染。

4.4 裱花间布局要求

1.裱花间是加工裱花蛋糕的场所。裱花蛋糕指以粮、糖、油、蛋为主要原料经焙烤加工而成的糕点坯，在其表面配以奶油、果酱、水果等制成的食品。

2.裱花间是独立的隔间，专间内设有专用工具清洗消毒设施和空气消毒设施，有独立的空调，专间内温度不高于25℃。

3.有专用的冰箱，以保证待加工或拼盘的食品始终处于冷藏状态。

4.有专间预进间，加工经营场所在专间入口处应设置洗手、消毒、更衣设施，水龙头应宜采用脚踏式或肘动式等非手动式开关。

4.5 裱花间卫生制度

1.专间禁止非操作人员进入。操作人员进入专间前应更换洁净的工作衣帽，并将手洗净、消毒，工作时佩戴口罩。

2.专间内保持清洁状态，地面应保持无污渍、无杂物、无积水，墙壁保持光洁、无尘。

3.专间每次使用前应用紫外线灯进行空气和操作台照射30分钟。

4.裱花间操作由手工完成，植脂奶油裱花蛋糕、蛋白裱花蛋糕、奶油裱花蛋糕、人造奶油裱花蛋糕运输及贮存温度不得超过10℃，裱浆和新鲜水果应当天加工，限当天使用。

5.专间内的裱花工具、容器，用前应消毒，用后应洗净并保持清洁。

4.6 裱花岗工作流程（表4-6所示）

表4-6 裱花岗工作流程

岗位职责	
1.能熟练制作各种风味的裱花糕点。 2.负责本岗位的食品卫生，原料领用、保管及设备的维护保养工作。	
工作流程	工作内容
1 早交班	全体工作人员点名： 1.由厨师长集合工作人员集体点名，查看出勤率。 2.对个别岗位工作人员当天不在岗的工作空缺进行调整安排。
	全体工作人员进行晨检： 晨间身体检查包括有无发热 、黄疸、恶心、呕吐、腹泻、咽喉疼痛、频繁咳嗽、打喷嚏、耳眼鼻溢液、长疖子、湿疹及皮肤瘙痒、手外伤、扭伤、烫伤。
	个人卫生标准： 餐饮从业人员严格执行"食品从业人员卫生守则"及"食品从业人员操作间卫生制度"。 1.上岗前对手的清洗及消毒，工作人员不得留长指甲。 2.工作服整齐洁净，工作帽、围裙无污点油渍、无皱折破损。 3.佩戴健康证上岗。 4.鞋子干净无污渍破损。 5.男士头发短而齐整，不留胡须，女士将长发盘起，不可以过肩，不佩戴任何首饰及涂抹指甲油。 总结前餐工作情况： 裱花间员工与全体厨房员工一起开晨会，厨师长对上一餐各岗位工作中存在的问题进行工作总结分析，主要内容有：

1 早交班	1.厨师长对工作突出的员工进行口头表扬。 2.对就餐人员反馈的主要意见如服务态度、上菜速度、菜点口味、个人卫生及就餐环境卫生、食品卫生、餐饮具卫生等问题进行总结分析。 3.对各岗位工作中所出现的误差进行批评、纠正。 4.对当天本岗位餐谱进行审核确认，包括糕点的名称、种类、数量。
2 开工准备	（一）空气消毒：专间在开工前紫外线灯消毒半小时。 （二）个人准备：预进间内更衣，对手的清洗及消毒。 （三）工具准备：所有用具、工具必须符合卫生标准，具体卫生标准如下： 1.刀、墩、筷子、勺子、打蛋器、模具等工具全部经消毒后使用。 2.各种漏勺、铲子干净无油渍、无污渍。 3.各种料盒、各种瓶装、盒装的调味品的外包装应干净卫生。 4.衬布、盖布要有正反面标志。 5.抹布消毒后应干爽、洁净、无油渍、污物、无异味。 6.工具准备通电通气检查，和面机、电饼铛、电冰箱、电烤箱等运转功能是否正常，若出现故障，应及时自行排除或报修。 7.食品接触面的材料表面光滑，符合食品安全的要求，结构设计和安装应无粗糙焊缝、破裂、凹陷。 （四）餐饮具准备： 由专人到洗消间领取餐饮具，注意对领回的餐饮具保持其洁净状态，防止二次污染。 （五）领取加工原料： 专间工作人员到食品仓库领取的各种食品原料及调味料，需进行品质检验，凡不符合质量要求的一律拒绝领用。 （六）原料卫生： 1.加工使用的蛋类须经过浸泡、洗涮、消毒。不得使用变质蛋和劣质蛋加工糕点。 2.制作蛋糕使用的食用油，用后必须每天过滤，去除残渣，清理油底，不得反复掺兑使用。 3.使用食品添加剂要按规定使用，符合GB2760食品添加剂使用标准的规定，专人配制，并应有详细记录，严格控制使用范围和数量。 4.专间内不得有食品原料和未经粗加工的食品。 5.蔬菜水果在预进间洗净后，入专间使用含氯消毒液浓度应达到100mg/L，浸泡时间不得少于5分钟，冲洗干净后再使用。 （七）操作过程中卫生要求： 1.加工过程中注意个人卫生，戴好工作帽及口罩，注意手的清洗和消毒。 2.禁止用手直接触摸裱花枪头。 3.直接接触食品时应佩戴一次性手套。 4.注意环境卫生，及时收拾台面，倾倒不要的边角余料。 5.工具用后要及时冲洗消毒。 6.加工好的成品应避免污染，及时出品或暂时用保鲜膜覆盖冷藏存放。

3 蛋糕制作	（一）制作蛋糕坯 1.蛋糕师根据所加工蛋糕坯的需要、按使用面粉的种类、重量及比例加入辅料，面团经反复搓揉后放置保温箱内饧面。 2.饧好的面在面板上制成所需形状的面饼，然后放入烤箱烘烤，温度170℃，时间1个小时。将烤好后的蛋糕坯从烤箱里取出来，应立即摊开凉透，以防止发霉、变质。 3.蛋糕坯的储存，需在专用冰箱中储存，储存温度10℃以下，冷藏2小时以后再使用。 4.在涂抹蛋糕前将蛋糕坯的表面或底面切整齐，把坯子保持平整，使蛋糕坯里外一致，然后再涂抹奶油。 （二）奶油的操作 1.制作裱花蛋糕的奶油需提前一天从冷冻室放入冷藏室解冻。 2.打发的浆温，冬天打完全解冻（温度为4～9℃），夏天带冰（温度为-4～0℃）。 3.打发的速度，先慢速搅拌1分钟，再中速打起，后再慢速搅拌30秒左右。 4.打发后奶油的储存，用不锈钢盆装起来并加盖，放入冷藏储存1小时后使用。 （三）鲜果的使用 1.使用水果的，将水果按要求清洗消毒后放在冷藏柜中储存，在每次使用完毕后都要放入冷藏柜中。 2.切水果的刀及砧板要专用，并做好消毒处理。 （四）出品要求 裱花蛋糕制品要求糕体完整，不变形，不缺损，不塌陷，抹面平整，不漏糕坯，造型饱满、均匀，色泽鲜明，裱酱洁白，细腻，有光洁，形态美观。 （五）蛋糕的储存 1.蛋糕成品当餐应及时食用，尽量缩短贮存时间，符合卫生标准的残次品及下脚料要及时加工处理。 2.盛放蛋糕的容器以及接触成品的工具、设备每次使用前应彻底清洗并消毒，操作人员手接触成品前，亦应进行彻底清洗、消毒。 3.裱花糕点的保存时间和温度在规定范围内，储存、运输温度应控制温度10℃以下，购买时看清包装标志上配方或主要成分、生产日期、保质期等。
4 收台整理	（一）调料整理： 1.将调料盒里剩余的调料，用保鲜膜封好后，放入冷藏柜中保存。 2.食用油与粉状调料及未使用完的瓶装调料加盖后存放在储藏橱柜中，开封后需要冷藏的放入冰箱中。 （二）余料整理： 1.将烘烤好的蛋糕坯凉透后用保鲜纸包好后放在冷藏柜保存，留待下一餐再用。 2.将蛋糕坯所切出来的余料用干净的盘子装好，可以用来制作蛋卷或其他用途。 （三）用具整理： 1.将案板、料理台上的调料盒、盛料盆及刀、墩、擀面杖、打蛋器等清洗干净，并把水渍擦干净，然后放回固定的存放位置。

4 收台整理	2.将剩余的餐饮具送回洗消间保洁柜内，待消毒。 3.烤箱、油烟排风等设备切断电源，用清水将机器内外清洗干净，然后用消毒干毛巾擦干水分。 4.水池内的污物杂质清除后，用浸过洗洁精的抹布擦拭一遍，然后用清水冲洗干净。 5.垃圾整理：将垃圾桶内的盛装废弃物的塑料袋封口后，取出送垃圾桶内，然后将垃圾桶内外及桶盖用清水冲洗干净，再用有效氯浓度为250mg/L的消毒液内外喷洒一遍。 6.清理地面：先扫除地面垃圾，用浸渍过热碱水的拖把拖一遍，再用干拖把拖干地面，然后把打扫卫生使用的工具清洗干净，放回指定的位置晾干。 7.毛巾清洗：毛巾先用洗洁精溶液浸泡、揉搓，捞出拧干后，用清水漂洗干净，拧干后挂好晾干。 （四）安全检查： 检查电器设备、机械设备、照明设备功能是否正常；检查炉灶的气阀开关是否关闭。 （五）室内消毒： 裱花工作间卫生清理及安全检查工作结束后，工作人员离开工作间，然后锁门，由专人将门锁钥匙送交规定的地方，并且签字，第二天由值早班人员签字领取。 （六）卫生清理标准： 1.油烟排风罩、墙壁每周擦洗一次；其他工具、设备、用品，每餐结束后彻底擦拭一次。 2.擦拭过的台面、玻璃、工具要求无污迹、无杂物。 3.地面无杂物、无积水。 4.毛巾清洁、无油渍、无异味。 5.将调料盒里的剩余液体调味料分别用保鲜膜封好后，放入冰箱中保存。 6.所有餐饮用具均消毒后储存，做好保洁工作，防止二次污染。

4.7 备餐间布局要求

1.备餐既可在专间也可在专用操作区内进行。

2.学校（含托幼机构）食堂和养老机构食堂的备餐宜在专间内进行。

3.备餐间是餐厅和厨房联系的桥梁，应设计在餐厅和厨房过渡地带，其走道宽度不应低于1.3米。

4.备餐间地面应用不透水材料铺设，瓷砖墙裙高度不低于1.5米。墙壁、天花板油漆无脱落、无霉斑。

5.备餐间及出菜通道应洁净，不能堆放任何杂物，上菜通道与餐饮具回收通道分开。

6.备餐间是独立的专间，备餐间的门应随时关闭，在专间预进间设置有洗手、消毒、更衣设施，水龙头宜采用脚踏式或肘动式等非手动式开关。

4.8 备餐间卫生制度

1.备餐间是成品整理、分类、分发的专用场所，是高洁净度要求的专间。

2.备餐间禁止非操作人员进入，操作人员进入专间前应更换洁净的工作衣帽，并将手洗净、消毒，工作时佩戴口罩，保持个人卫生。

3.备餐间防蝇、防尘、防鼠等卫生设施应齐备，室内保持清洁状态，每次使用前应进行空气和操作台的消毒。

4.备餐间内由专人负责，不得存放个人物品，备餐间只能存放直接入口的食物。

5.备餐间分餐用的食具要严格消毒，一次性用具不得重复使用，上菜时必须加盖保洁。

6.备餐间有专用的冰箱，以保证需要冷藏的熟制食品始终处于冷藏状态。

7.备餐间地面随时保持无污渍、无杂物、无积水，墙壁保持光洁、无尘。

4.9 备餐岗工作流程（表4-7所示）

表4-7　备餐岗工作流程

岗位职责	
1.备餐间工作人员，负责完成查菜、菜品质量规格检查、出品整形盘饰等工作。 2.负责备餐间内食品卫生、环境卫生和传菜用具的卫生。	
工作流程	工作内容
1 早交班	全体工作人员点名： 1.由厨师长集合工作人员集体点名，查看出勤率。 2.对个别岗位工作人员当天不在岗的工作空缺进行调整安排。
1 早交班	全体工作人员进行晨检： 晨间身体检查包括有无发热、黄疸、恶心、呕吐、腹泻、咽喉疼痛、频繁咳嗽、打喷嚏、耳眼鼻溢液、长疖子、湿疹及皮肤瘙痒、手外伤、扭伤、烫伤。
	个人卫生标准： 餐饮从业人员严格执行"食品从业人员卫生守则"及"食品从业人员操作间卫生制度"。 1.上岗前对手的清洗及消毒，工作人员不得留长指甲。 2.工作服整齐洁净，工作帽、围裙无污点油渍、无皱折破损。 3.佩戴健康证上岗。 4.鞋子干净无污渍破损。 5.男士头发短而齐整，不留胡须，女士将长发盘起，不可以过肩，不佩戴任何首饰及涂抹指甲油。
	总结前餐工作情况： 备餐间工作人员与全体厨房员工一起开晨会，厨师长对上一餐各岗位工作中存在的问题进行工作总结分析，主要内容有： 1.厨师长对工作突出的员工进行口头表扬。 2.对就餐人员反馈的主要意见如服务态度、上菜速度、菜点口味、个人卫生及就餐环境卫生、食品卫生、餐饮具卫生等问题进行总结分析。 3.对各岗位工作中所出现的误差进行批评、纠正。
	布置当餐工作任务： 对当天餐谱进行审核确认，了解出品菜的名称、种类、数量及在工作的各个环节中应注意的问题。
2 开工准备	（一）空气消毒：专间在开工前紫外线灯消毒半小时。 （二）个人准备：备餐间工作人员预进间内更衣，对手的清洗及消毒。 （三）工具准备：所有用具、工具必须符合卫生标准： 1.工具准备通电，电冰箱、食品保温台等运转功能是否正常，若出现故障、应及时排除或报修。 2.食品传送台、食品保温台、餐桌要保持干净整洁。 3.毛巾消毒后应干爽、洁净，无油渍、无异味。 4.衬布、盖布要有正反面标志。

2 开工准备	（四）餐饮具准备：由专人到洗消间领取餐饮具，注意对领回的餐饮具保持其洁净状态，防止二次污染。 （五）调料准备 1.各种料盒，瓶装、盒装的调味品的外包装应干净卫生。 2.各种味碟提前配制，香菜、小葱、蒜泥等小料需在冷荤间准备。
3 备餐工作	食品加工后立即食用是备餐中保证食品安全的最佳选择，如不能做到就必须采用以下方式备餐： （一）常温备餐 1.常温备餐的食品出品后，应在2小时内开餐食用。 2.需要备餐的食物应当在容器上标注制作完成的时间，以便计算时长，对于已经超过2小时的食物应当进行撤台，不再食用。 3.对于需要向容器中添加食物的情况，应当等前批食物取用完时再添加，不能将加工时间不同的食物混合。 4.备餐食品中如果有生食菜品，应当将生、熟食分区放置，不能混在同一区域放置，更不能生、熟食品混用容器或工具。 5.备餐供应预包装食品，宜按照标签标注的温度等条件供应，食品的温度不得超过标签标注的温度+3℃。 （二）延时备餐 1.烹饪后的易腐食品，在冷藏温度以上、60℃以下的存放时间不应超过2小时。 2.烹饪后的易腐食品，在冷藏温度以上、60℃以下的存放时间超过2小时的，未发生感官性状变化的，食用前应进行再加热。 （三）冷藏备餐 1.备餐冷藏食品时，温度应控制在5℃以下。 2.用冰块、冰水等进行冷藏时，不能将食物直接放置在冰上，应当先将食物放置在容器中，再放置在冰上。 （四）操作过程中卫生要求： 1.工作人员要注意个人卫生，戴好工作帽及口罩，注意手的清洗和消毒。 2.加工制作围边、盘花等的材料应符合食品安全要求，使用前应清洗消毒。 3.备餐间内所有工具、餐饮具等有可能接触食品的部分都不要用手直接接触。 4.不应接触食品的部分要避免与食品直接或间接接触，如长柄勺的勺柄、筷子的末端等。 5.供餐过程中，应对食品采取有效防护措施，避免食品受到污染。使用传递设施（如升降笼、食梯、滑道等）的，应保持传递设施清洁。
4 收台整理	（一）收台 1.保温台用后切断电源，用清水将机器内外清洗干净，然后用消毒干毛巾擦干水分。 2.将剩余的味碟及小料，用保鲜膜封好后，放入冷藏柜中保存。 3.未使用完的瓶装调料加盖后存放在储藏橱柜中，开封后需要冷藏的放入冰箱中。 4.将剩余的餐饮具送回洗消间保洁柜内，待消毒。

4 收台整理	5.清理地面：用浸泡过有效氯浓度为250mg/L消毒液的拖把拖地，然后把打扫卫生使用的工具消毒清洗干净，放回指定的位置晾干。 6.毛巾清洗：毛巾先用洗洁精溶液浸泡、揉搓，捞出拧干后，放置在有效氯浓度为250mg/L含氯消毒液中浸泡5分钟以上，再用清水漂洗干净，放置紫外线臭氧消毒柜中消毒。 （二）安全检查： 检查电器设备、机械设备、照明设备功能是否正常；检查炉灶的气阀开关是否关闭。 （三）收台管理： 备餐间卫生清理及安全检查工作结束后，工作人员离开工作间锁门，由专人将门锁钥匙送交规定的地方，并且签字，第二天由值早班人员签字领取。 （四）卫生标准： 1.机械摆放整齐，每一次用完后都要清洗干净，并把水渍抹干净，保持清洁、无尘。 2.各类工具使用后要清洗干净，抹干水渍，摆放整齐。 3.地面保持无污渍、无杂物、无积水，墙面、台面、玻璃要保持光洁无污迹。

4.10 现榨果蔬汁及水果拼盘制作区卫生制度

1.现榨果蔬汁指以新鲜水果、蔬菜为原料，经压榨、粉碎等方法现场加工制作的供消费者直接饮用的果蔬汁饮品。

2.现榨果蔬汁及水果拼盘应在专用操作区内操作，该区域不从事其他加工制作。

3.现榨果蔬汁及水果拼盘专用操作区，设备及用具应专用，每餐使用前消毒，用后洗净消毒并在专用保洁设施内存放。

4.从事现榨果蔬汁和水果拼盘加工的人员操作前应更衣、洗手并进行手部消毒，操作时佩戴口罩。

5.用于现榨果蔬汁和水果拼盘的瓜果应新鲜，未经清洗处理的不得使用。

6.用于现榨果蔬汁的饮料、食用冰等食品的水，应为通过符合相关规定的净水设备处理后或煮沸冷却后的饮用水。

7.制作的现榨果蔬汁和水果拼盘应当餐用完，不能重复利用。

4.11 生食海产品加工制作区卫生制度

1.生食海产品加工制作在其专用操作区内操作，该区域不从事其他加工制作。

2.生食海产品加工制作区内设备及用具应专用，每餐使用前消毒，用后洗净消毒并在专用保洁设施内存放。

3.用于加工的生食海产品加工前应认真检查待加工的海产品，发现有腐败变质或者感官性状异常的，不得进行加工。

4.海产品加工前应通过静养、褪沙、去头、剔除肠管、蒸馏酒醉制及速冻等综合除菌手段进行处理。

5.从事生食海产品加工的人员操作前应清洗、消毒手部，操作时佩戴口罩。

6.加工操作时应避免生食海产品的可食部分受到污染。

7.加工后的生食海产品应当放置在食用冰中保存并用保鲜膜分隔。

8.加工后至食用的间隔时间不得超过1小时。

第五节　清洗消毒

5.1 洗消区布局要求

1.餐饮具清洗消毒场所应与切配、烹调场所分开，以免食品被污染。

2.清洗、消毒、保洁设施设备应放置在专用区域，容量和数量应满足加工制作和供餐需要。

3.餐饮具清洗消毒场所地面应采用不透水材料铺设，瓷砖墙裙高度不低于1.5m；墙壁、天花板油漆无脱落、无霉斑。

4.水池应使用不透水材料（如不锈钢、陶瓷等）制成，不易积垢，便于清洁，并以明显标识标明其用途。

5.加盖垃圾桶位置应固定，及时倾倒垃圾。

5.2 洗消区卫生制度

1.餐饮具使用后应及时洗净，餐饮具、盛放或接触直接入口食品的容器和工具使用前应消毒。

2.严格按照正确的程序和方法洗涤各类餐饮具，保证餐饮具的清洁卫生。

3.从业人员佩戴手套清洗消毒餐饮具的，接触消毒后的餐饮具前应更换手套，手套宜用颜色区分。

4.宜沥干、烘干清洗消毒后的餐饮具。需使用擦拭巾擦干的，擦拭巾应专用，并经清洗消毒后方可使用。

5.存放消毒后餐饮具的专用保洁柜，应标识明显，定期清洗，保持洁净。

6.应保持好工作场所的整洁、卫生，并随时保持良好的个人卫生。

5.3 洗消岗工作流程（表4-8所示）

表4-8 洗消岗工作流程

岗位职责 1.工作认真、负责，能熟练按照洗碗程序清洗消毒餐饮具。 2.负责本岗位环境卫生、餐饮具的清洗消毒保洁工作、设备的维护保养工作。	
工作流程	工作内容
1 早交班	全体工作人员点名： 1.由厨师长集合工作人员集体点名，查看出勤率。 2.对个别岗位工作人员当天不在岗的工作空缺进行调整安排。
	个人卫生标准： 餐饮从业人员严格执行"食品从业人员卫生守则"及"食品从业人员操作间卫生制度"。 1.上岗前对手的清洗及消毒，工作人员不得留长指甲。

1 早交班	2.工作服整齐洁净，工作帽、围裙无污点油渍、无皱折破损。 3.佩戴健康证上岗。 4.鞋子干净无污渍破损。 5.男士头发短而齐整，不留胡须，女士将长发盘起，不可以过肩，不佩戴任何首饰及涂抹指甲油。
	接受仪容仪表检查： 1.工作服整齐洁净，工作帽、围裙无污点油渍、无皱折破损。 2.佩戴健康证上岗。 3.鞋子干净无污渍破损。 4.男士头发短而齐整，不留胡须，女士将长发盘起，不可以过肩，不佩戴任何首饰及涂抹指甲油。 5.工作人员不得留长指甲，指甲内无污秽物。
	总结前餐工作，布置当餐任务： 洗碗间员工与全体厨房员工一起开晨会，厨师长对上一餐各岗位工作中存在的问题进行工作总结分析，主要内容有： 1.厨师长对工作突出的员工进行口头表扬。 2.对就餐人员反馈的主要意见如服务态度、上菜速度、菜点口味、个人卫生及就餐环境卫生、食品卫生、餐饮具卫生等问题进行总结分析。 3.对各岗位工作中所出现的误差进行批评、纠正。 4.对当日餐谱进行审核。 5.对各岗位重点工作进行详细安排。
2 开工准备	（一）个人准备：开工前对手的清洗及消毒；穿戴洗碗工专用防水工作围裙、手套、水鞋。 （二）用具准备：工作人员到仓库领取洗涤液、消毒液，分别符合GB 14930.1《食品安全国家标准 洗涤剂》和GB 14930.2《食品安全国家标准 消毒剂》等食品安全国家标准和有关规定，凡不符合质量要求的一律拒绝领用。 （三）洗碗间环境及用具是否符合卫生标准，具体卫生标准是： 1.洗碗间地面清洁，无积水。 2.水池干净无油渍、无污渍。 3.垃圾桶盖子盖好，垃圾桶保持清洁，无污物，垃圾桶内套上一次性垃圾袋。 4.保洁柜定期擦拭消毒，清洁无灰尘。 5.准备通电检查，洗碗机、消毒柜运转功能是否正常，若出现故障，应及时自行排除或报修。
3 餐饮具洗消	（一）餐饮具消毒程序：一刮、二洗、三冲、四消毒、五保洁。 1.刮：是将剩余在餐饮具上的残留食物倒入垃圾桶内并将餐饮具表面刮干净。无论采用热力消毒或化学消毒方法，必须将餐饮具上的残渣污物刮除干净。刮除残渣，既有去除污染物之作用，也可提高化学洗消剂效果。 2.洗：将刮干净的餐饮具，按不同种类不同规格分拣后，再用加洗涤剂的水或2%的热碱水清洗干净。如遇到盘碟上面有粘着物的情况可用工具刮净后再用力进行清洗，一直到除掉粘着物为止，餐饮具要轻拿轻放、减少破损。

3 餐饮具洗消	3.冲：是将经清洗后的餐饮具用流水冲去残留在餐饮具上的洗涤剂或碱剂，冲洗干净后，放置于消毒池中。 4.消毒： 1）药物消毒：适用于不能用高温消毒的餐饮具。药物消毒可以单独使用或者和热力消毒并用。常用的消毒药物为含氯的消毒剂（不包括二氧化氯消毒剂），根据说明书配制比例合适的消毒液，消毒液的有效氯浓度宜在250mg/L以上。消毒时将洗净的餐饮具全部浸泡在水中，时间需达到5分钟以上，取出后沥尽餐饮具内的消毒液，用自来水冲洗干净后沥干。 2）蒸气消毒：适用于大中型饭店和食堂等餐饮具用量多的单位。消毒柜内温度达到100℃，维持10分钟以上，即可达到消毒效果。 3）洗碗机消毒：使用洗碗机消毒的，消毒温度、时间等应确保消毒效果满足国家相关食品安全标准要求。 4）干热消毒：采用红外线进行消毒，其温度要求控制在120℃以上，时间10分钟以上。 5.保洁： 1）消毒后的餐饮具要自然沥干或烘干，不宜使用抹布、餐巾擦干，避免受到再次污染。 2）消毒后的餐饮具要及时放入消毒的垫有消毒垫巾的保洁柜内，或经消毒的有盖密闭的塑料箱内。 3）保洁柜、箱要专用，不能放入未经消毒的餐饮具及私人物品。 4）保洁柜、箱要密闭，防止苍蝇、蟑螂等进入，污染餐饮具。 5）保洁柜、箱要定期清洁，防止清洗消毒后的餐饮具受到污染。 （二）使用消毒柜注意事项： 1.定期检查消毒柜内的臭氧发生器、红外线灯管是否完好，门框及密封条是否脱落等。 2.消毒过程中不要打开柜门，消毒结束后等温度降下来方可开柜取物，餐饮具不能长时间在柜内存放，每次消毒完毕，都要及时关闭电源。 （三）操作过程中卫生保持的具体要求： 1.注意环境卫生，洗碗间应保持地面清洁，无积水。 2.垃圾桶加盖，保持不超过80％的盛装率，注意及时倾倒。
4 收台整理	（一）用具整理： 1.将消毒后未用的餐饮具放至保洁柜内，待下餐使用。 2.洗碗机、消毒柜等设备切断电源，将机器内外擦拭干净。 3.水池内的污物杂质清除后，用浸过洗洁精的毛巾擦拭一遍，然后用清水冲洗干净。 4.毛巾清洗：毛巾先用洗洁精溶液浸泡、揉搓、捞出拧干后，用清水漂洗干净，拧干后挂好晾干。 5.垃圾整理：将垃圾桶内的盛装废弃物的塑料袋封口后，取出送共用垃圾桶内，然后将垃圾桶内外及桶盖用清水冲洗干净，再用有效氯浓度为250mg/L的消毒液内外擦拭一遍。 6.清理地面：先扫除地面垃圾，用浸渍过热碱水的拖把拖一遍，再用干拖把拖干地面，然后把打扫卫生使用的工具清洗干净，放回指定的位置晾干。

4 收台整理	（二）安全检查： 检查电器设备、机械设备、照明设备功能是否正常。 （三）卫生清理标准： 1.机械用具摆放整齐，每一次用完后都要清洗干净，并把水渍抹干净，保持清洁。 2.地面保持无污渍、无杂物、无积水，墙面保持光洁、无污渍。

第五章

合理膳食营养

营养是否合理，膳食能否平衡，关系到人体的生长发育和机能健康。如果把人体比作一台机器，营养就是使这台精密机器正常运转的零部件和动力。本章主要介绍营养膳食的基本知识，帮助餐饮从业人员掌握食材选择、加工烹饪、食谱设计的要点和原则，为合理营养、营造健康保驾护航。

第一节　人体所需基本营养素

1.1 糖类

1.糖类的定义：

（1）糖类又称碳水化合物，是人体所必需的营养成分之一，是自然界分布最广、含量最丰富的有机物。

（2）糖的供给量依工作性质、劳动强度、饮食习惯、生活水平而定。一般认为由糖所提供的热量应占总摄入量的50%～65%左右。

2.糖类的生理功用：

（1）人体最重要的能源物质：糖类是生命的燃料，每克单糖在体内经氧化可产生16.2千焦的热量，是人类最主要的供能物质，也是最经济的供能物质。

（2）构成细胞和组织：每个细胞都有碳水化合物，主要以糖脂、糖蛋白和蛋白多糖的形式存在，分布在细胞膜、细胞器膜、细胞浆以及细胞间质中。

（3）节省蛋白质：糖在体内充足时，机体首先利用糖供给热能，食物中碳水化合物不足时，机体不得不动用蛋白质来满足机体活动所需的能量，这将影响机体用蛋白质进行合成新的蛋白质和组织更新。

1.2 脂类

1.脂类的定义：

（1）脂类是脂肪和类脂的总称，脂肪由一分子甘油和三分子脂肪酸缩合而成，又名甘油三酯。

（2）脂类分为饱和脂肪酸，如黄油、猪油、牛油、羊油、可可油等；不饱和脂肪酸，常见的不饱和脂肪酸有油酸、亚油酸、亚麻酸、花生四烯油酸。

（3）脂肪的供给量：脂肪是高热能营养素，摄入的量占全天总热能的20～30%。过量食用动物油可能会促使动脉硬化，引起高血压、冠心病等。而过量食用植物油，也可能会引发某些疾病。

2.脂类的生理功用：

（1）提供能量：脂肪产热较高，其燃烧释放的热能是蛋白质或碳水化合物的2.25倍。正常人体每日所需热量有25～30%由摄入的脂肪产生。

（2）储存能量：当摄入的能量超过消耗的能量时，能量以脂肪的形式在体内储存，当能量摄入不足时可以释放出来供机体消耗。

（3）防寒及保护身体器官：由于人体皮下有一层脂肪，脂肪是一种较好的绝缘物质。在寒冷情况下，可保持体温。另外，脂肪对身体一些重要器官起着支持和固定作用，使人体器官免受外界环境损伤。

（4）增进饱腹感及口感：由于脂肪在胃内停留时间较长，因此摄入含脂肪高的食物、可使人体有饱腹感。另外，脂肪可以增加摄入食物的烹饪效果，增加食物的香味，使人感到可口，脂肪还能刺激消化液的分泌。

（5）促进脂溶性维生素的吸收：脂肪是脂溶性维生素A、D、E、K的载体，如果摄入食物中缺少脂肪，将影响脂溶性维生素的吸收和利用。

（6）提供人体脂肪酸：亚油酸、亚麻油酸、花生四烯酸这3种多不饱和脂肪酸，人体不能自行合成，必须由食物供给。

1.3 蛋白质

1.蛋白质的定义：

（1）蛋白质存在于所有动物和植物细胞的原生质内，是生物体的主要成分。

（2）蛋白质对于人和动物的生存与健康极为重要，只有在蛋白质的参与下才能进行最重要的生命过程。

（3）蛋白质的供给量：成人每日按体重计算，每千克体重需要蛋白质1～1.2克，应占进食总热量的10～15%。

2. 蛋白质的生理功用：

（1）构成、修补和更新人体组织：人体各种器官组织都是由蛋白质组成的，身体的生长发育、衰老组织的更新、损伤后组织的修补等都离不开蛋白质。蛋白质也是构成酶、激素、抗体的成分。

（2）调节胶体渗透压：正常人血浆中与组织液之间的水分不停地进行交换，保持平衡。渗透压的大小决定了水分流动方向。

（3）供给热量：蛋白质在体内的主要功能并非供给热能。但当膳食中糖类、脂肪这两种能源物质的摄入量不足或人体急需热量又不能及时得到满足时，蛋白质可以作为热源物质为机体提供需要。

1.4 维生素

1.维生素的定义：

（1）是维持人体正常生理功能的必需要素，在人体内不能合成或合成的数量不能满足人体的需要，必须从食物中获得。

（2）维生素分为脂溶性维生素和水溶性维生素两大类，前者有维生素A、D、E和K，后者主要包括B族维生素和维生素C。

2.维生素的生理功用

（1）维生素A　主要生理功能与正常视觉有关，还与上皮细胞的正常形成相关。富含维生素A的主要食物有动物的肝脏、鱼肝油、鱼卵、全奶、奶粉、奶油、蛋类。许多植物性食物中含有胡萝卜素，在体内可以转化为维生素A。

（2）维生素D　维生素D与钙、磷代谢关系密切，有促进肠内钙、磷吸收和骨内钙沉积的功能，与骨骼、牙齿的正常钙化有关。维生素D缺乏时，儿童引起佝偻病，成年人引起软骨病。维生素D在自然界的分布并不广泛，主要存在于鱼肝油和内脏中。

（3）维生素B1　即硫胺素，在维护神经、消化、循环等系统的正常功能上起着非常重要的作用，并影响心肌、骨骼肌等组织的能量代谢。主要存在于一些植物和动物组织中，其中以酵母和谷物的果皮和胚芽含量较高，干果、硬果以及动物性食物（如牛肉、羊肉、猪肉、家禽肉、肝脏、肾脏、脑、蛋类等）都含有硫胺素。

（4）维生素B2　即核黄素，在体内调节蛋白质、脂肪、糖的代谢，促进生长发育，维持皮肤和黏膜的完整性。动物性食物是核黄素的主要来源，其中以肝、肾和心为最高，其次为全奶、奶粉、奶油、蛋类。许多绿色蔬菜和豆类中也含有核黄素。

（5）维生素C　即抗坏血酸，是一种活性很强的还原性物质，是构成机体生理氧化还原过程的重要成分，是机体新陈代谢不可缺少的物质。维生素C缺乏易患坏血病，还可引起骨脆弱、坏死，易发生骨折。维生素C广泛存在于新鲜的蔬果中。

1.5 矿物质

1.矿物质的定义：

矿物质不仅是构成人体的基本成分，而且对人体的生长与发育、疾病与健康、衰老与死亡起到重要作用。

2.矿物质的生理功用

（1）钙：不仅是构成骨骼的重要矿物质元素，而且在机体各种生理学和生物化学的过程中起着重要的作用。食物中大都有不同含量的钙，其中奶及奶制品所含的钙有较高的吸收率。绿叶蔬菜及小鱼小虾中也含有较多的钙，豆和豆制品中含钙量也较多。

（2）铁：是人体必需微量元素之一，参与血红蛋白、肌红蛋白、细胞色素及许多酶的合成，在氧的运输及呼吸链电子传递、氧化还原等许多代谢中起重要作用，铁分为无机铁和有机铁。无机铁指血红素铁，多存在于肉类、肝脏、禽类及鱼类中；有机铁是指非血红素铁，主要存在于植物性食物中。无机铁比有机铁易吸收。

（3）碘：是人体必需微量元素之一，其中20％存在于甲状腺内。碘主要用于机体甲状腺素的合成。幼儿缺碘会影响生长发育，造成思维迟钝，智力低下或痴呆；含碘丰富的食物主要为海产品，如海带、紫菜、海鱼、海盐、蛤蜊等。

1.6 膳食纤维

1.膳食纤维的定义：

膳食纤维是食物中不被人体胃肠消化酶所分解、不可消化成分的总和。膳食纤维分为可溶性纤维和不溶性纤维。可溶性纤维包括：树胶、果胶、藻胶、豆胶等。不溶性纤维包括：纤维素、木质素等。

2.膳食纤维的生理功用：

（1）膳食纤维可增加排泄物的体积，缩短食物在肠内的通过时间；

（2）降低血胆固醇水平，减少动脉粥样硬化，减少胆石症的发生；

（3）膳食纤维还可以增加胃肠通过时间，且吸水后体积增加并有一定黏度，延缓了葡萄糖的吸收，有助于改善糖耐量。

第二节　膳食营养搭配

2.1　膳食食物的种类

1.谷薯类谷类包括米、面、杂粮，薯类包括马铃薯、甘薯、木薯等，主要提供碳水化合物、蛋白质、矿物质、膳食纤维及B族维生素，是热能的主要来源。

2.动物性食物包括肉、禽、鱼、奶、蛋等，主要提供蛋白质、脂肪、矿物质、维生素A和B族维生素。

3.豆类及其制品包括大豆及其他干豆类，主要提供蛋白质、脂肪、膳食纤维、矿物质和B族维生素。

4.蔬菜水果类包括鲜豆、根茎、叶菜、茄果等，主要提供蛋白质、膳食纤维、矿物质、维生素C和胡萝卜素。

5.纯热能食物包括动植物油、淀粉、食用糖和酒类，主要提供能量。

2.2　科学合理的食物搭配

1.不同食物之间的合理搭配

（1）主食类有大米与面粉、细粮与粗杂粮、谷类与薯类的搭配。

（2）动物性食物不仅限于肉类、禽类、蛋类，还应尽可能采用鱼、虾、贝等海产品。

（3）新鲜蔬菜应首选绿叶蔬菜，豆荚类菜、根茎类菜、瓜果菜等都应根据不同的上市季节搭配选用。

2. 根据不同的食物性质（营养、口味、软硬、外形）确定搭配形式与制作方法。

（1）热菜与凉菜、熟食与生食、荤与素、干与稀、菜与汤、爆炒与红焖、干炸与清蒸、滑熘与烧烤等，都要合理搭配。

（2）主副食混合搭配，主食要配以足够的肉和菜，包子、饺子、馅饼等制馅时不宜用肉类或蔬菜单一配制，应该肉菜兼有。

2.3 解析中国居民平衡膳食宝塔

1.简介中国居民平衡膳食宝塔

（1）宝塔形象化的组合，遵循了平衡膳食的原则，体现了一个在营养上比较理想的基本构成。

（2）平衡膳食宝塔共分5层，各层面积大小不同，体现了5类食物和食物量的多少；

（3）5类食物包括谷薯类、蔬菜水果、动物性食物、奶及奶制品、大豆和坚果类以及烹饪用油盐。

2.解析中国居民平衡膳食宝塔

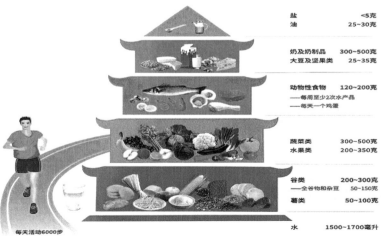

中国居民平衡膳食宝塔（2022）

第一层　谷薯类食物

谷薯类是碳水化合物的主要来源，也是多种微量营养素和膳食纤维的良好来源。膳食指南中推荐成人每人每天应该摄入谷类200～300g，其中全谷物和杂豆50～150g，薯类50～100g。

第二层　蔬菜水果

蔬菜水果是膳食指南中鼓励多摄入的两类食物，是膳食纤维、微量营养素和植物化学物的良好来源。推荐每人每天蔬菜摄入量应在300～500g，水果200～350g。

第三层　动物性食物

动物性食物是优质蛋白质、脂肪和脂溶性维生素的良好来源。推荐每天动物性食物共计120～200g，每天1个鸡蛋，每周2次水产品。

第四层　奶及奶制品、大豆和坚果

奶及奶制品、大豆和坚果是蛋白质和钙的良好来源。推荐每天应摄入相当于鲜奶300～500g的奶类及奶制品。推荐大豆和坚果类摄入量为25～35g。

第五层　烹饪用油和盐

油、盐作为烹饪调料，是建议尽量少用的食物。推荐成人每天烹调油25～30g，盐不超过5g。

第三节　膳食加工

3.1　不同的烹饪方法对营养素的影响

1.煮　对碳水化合物及蛋白质起部分水解作用，对脂肪影响不大，但会使水溶性维生素（如B族维生素、维生素C）及矿物质（钙、磷等）溶于水。

2.烧　如烧的时间太长，则维生素损失较多。

3.炖　可使水溶性维生素和矿物质溶于汤中，部分维生素受到破坏。肌肉中的蛋白质部分水解，其中的肌凝蛋白、部分被水解的氨基酸等溶于汤中，使汤呈鲜味。胶原蛋白中的一部分水解成白明胶，溶于汤中，使汤汁有黏性。

4.焖　焖的时间长短与营养素损失多少成正比。时间越长，B族维生素和维生素C损失越大，反之则小。焖熟菜肴的消化率有所提高。

5.炸　要求油温较高，而高温油对各种营养素均有不同程度的破坏。如炸油条、油饼，维生素B1几乎全部损失，维生素B2和维生素PP也损失一半。

6.熘　熘菜时原料外面裹上了一层糊状物，糊状物受热而变成焦脆的外壳，减少了营养素的损失。

7.爆（或炒）　因烹调时间短，原料外面又裹有蛋清或湿淀粉，形成保护膜，故营养素损失不大。

8.烤　烤不但使B族维生素，维生素A、C受到相当大的破坏，也损失了部分脂肪。明火直接烧烤食物，还会产生致癌物质（3，4-苯并芘），其含量与烤的时间成正比。

9.熏　熏会使维生素（特别是维生素C）受到破坏，并损失部分脂肪，也存在产生致癌物质（3，4-苯并芘）的问题。

10.煎　对维生素有一定影响，其他营养素损失不大。

11.蒸　由于蒸的温度比烧、烤低，所以菜肴比较清新，可较完整地保持原料的原汁原味和大部分营养素。应用微火、沸水上笼蒸的方法，维生素损失最少。

3.2 合理的烹饪方法

1.适当洗涤　适当洗涤原料可减少微生物污染，除去寄生虫卵和泥沙杂物，保证食物卫生，但洗涤次数和方法要得当。如大米的淘洗，营养素的损失与淘洗时间和用力大小有关。副食原料如蔬菜应先洗后切，不要在水中浸泡，洗涤次数也不宜过多，洗净即可，避免维生素和矿物质的损失。

2.科学切配　蔬菜和水果不要切得过碎，以免易氧化的营养素与空气接触机会增多而加大损失。

3.上浆挂糊　上浆挂糊即将淀粉或蛋液调制的糊均匀地裹在原料上。烹调时浆糊遇热形成保护壳，避免原料与高温油脂直接接触，可减少水分、营养素的溢出及与空气接触造成的氧化，并降低高温引起的蛋白质变性、维生素分解。

4.旺火急炒　加热时间缩短，可减少营养素的损失。例如，猪肉切丝，旺火急炒，维生素B_1的损失率为13％，而切成块后用文火炖，维生素B_1的损失率为65％。

5.加醋忌碱　酸能保护食物原料中的维生素少受氧化，故凉拌蔬菜时可提前放醋。烹调动物原料亦可先放醋，如"红烧鱼""糖醋排骨"等。反之，碱会造成食物中维生素和矿物质的大量损失，因此烹调时，尽量不加碱。

6.现做现吃　现做现吃可减少原料特别是蔬菜在放置过程中营养素的氧化损失。蔬菜炒熟后，放置1h维生素C损失10％，放置2h损失14％。加入蔬菜中的盐分，可随时间的加长、渗透压的增大而使水溶性维生素丢失。

第四节　中餐烹饪

4.1 烹饪方法

1.油熟法　是用油作为传热媒介使原料成熟，使用旺火热油，操作迅速，制出的菜肴外脆里嫩，润滑爽口。常分为炒、熘、爆、炸、煎、塌、贴、烹8种技法。

2.水熟法　是用水作为传热媒介使原料成熟，水熟法一般要经过宽汤烧煮。常分为汆、烫、涮、熬、煮、烩、炖、煨等9种技法。

3.汽熟法　汽熟法是利用蒸汽的对流作用，把热量传递给菜肴原料，使其成熟。用汽熟法制作的菜肴，能保持原料中的营养素，口味鲜嫩、熟烂，形态完美。常分为蒸、瓤2种技法。

4.火熟法　火熟法是将生料或半熟的原料，经火或烟的热辐射，或某些结晶粒状物体（盐、砂等）的传热作用，使菜肴成熟的烹制方法。此种菜肴皮脆肉嫩，色泽鲜亮，香味浓郁。常分为盐焗、泥烤、熏、烤4种技法。

5.混合熟法　混合熟法是利用水、汽、油等多种加热方法使菜肴成熟的烹调方法。常分为烧、扒、焖3种技法。

6.甜制法　甜制法适用于各种甜菜，多数原料是瓜果，少数适用于动物性原料。常分为拔丝、蜜汁、糖水3种技法。

7.冷菜制法　冷菜种类很多，制法也不同，特点是干、香、嫩、脆、无汤、不腻。热菜一般是先切配，后烹调，冷菜多是先烹调，后切配。常分为卤、酱、白煮、冻、卷、腌、拌7种技法。

4.2 常见调味品

1.调味品

（1）食盐：是膳食中最主要的调味品，是百味之首。盐能提起各种原料的鲜味，具有解腻、除膻、去腥的功效。

（2）酱油：是大豆或豆饼、面粉、麸皮等经发酵加盐酿制而成的液体调味品。以咸味为主，兼有特殊的香气和鲜味。

（3）醋：是酸性液体调味料，烹调时加醋，菜肴具有特殊的香气。醋也是烹调中调和复合味的重要原料，同时还具有抑菌杀菌的作用和去腥除异味的功用。

（4）葱、姜、蒜：葱是膳食中离不开的蔬菜和调味品。葱含有特殊香气的挥发油，具有较强的杀菌作用。姜能解除腥膻异味，提味增香。大蒜含有挥发性的"蒜辣素"，凉拌菜中加入蒜蓉、蒜末既可调味又可杀菌。

2．调味的注意事项

（1）调料必须恰当：菜肴的风味特点，调料的种类、用量、比例、投放时间，都应准确掌握。

（2）根据原料性质：调味本身就有鲜美滋味的原料，调味不宜过重，以免压住原有的鲜味。有腥膻气味的原料，应适当加入能解除腥膻气味的糖、醋、酒、胡椒面、葱、姜等。对于本身无味的原料，如海参、鱼翅等，必须加入鲜汤以弥补滋味的不足。

（3）适应进餐者的口味：人们受地区、物产、气候及风俗习惯的影响，口味不尽相同，调味必须适应不同的口味要求。

（4）根据季节变化进行调整：人们的口味随季节而发生变化。天气炎热时口味偏于清淡，气候寒冷时，口味喜重、喜辣，故应根据这些变化，适当调整调味品的数量和比例。

4.3 配菜原则

1．配菜的重要性

（1）合理地选择和配制原材料，使营养素尽可能达到均衡。

（2）确定菜肴的质和量。菜肴的质量，不仅与原料的粗细、烹调技术的高低分不开，而且与配菜的比例和数量，即菜肴的构成有关，所以配菜是确保菜肴质量的基础程序。

（3）确定菜肴的色、香、味、形，菜肴整体上的完美和协调，需要通过配菜来完成。

2.配菜应具备的基本条件

（1）准确掌握营养配餐的基本知识，具有迅速调整菜肴主、辅原料配比的能力。

（2）熟悉和了解就餐对象的基本情况和饮食需求，如就餐人数、就餐形式、标准、口味以及禁忌等。

（3）熟悉和了解原料情况：如原料的性质、质地、营养成分、用途、产地、上市季节、市场供应和库存情况。原料搭配应科学合理，使菜肴既有可食性，又有营养价值，符合营养配餐的原则。

（4）熟悉菜肴的名称和制作特点：对每道菜肴的名称、制作特点、用料标准、刀工形态及烹调方法都应了如指掌。

（5）具有一定的审美观和创新精神：应具有一定的美学知识，懂得构图、色彩搭配，使菜肴的形态、色泽美观协调。

3.配菜原则

（1）量的搭配：指菜肴中主料、辅料搭配的数量，常有配单一料、突出主料、配多种料3种搭配。

（2）质的搭配：有同质相配、荤素搭配。

（3）色的搭配：色的搭配是把主料和辅料的颜色搭配得协调、美观，突出整体视觉效果。分为顺色搭配、异色搭配。

（4）味的搭配：有浓淡相配、淡淡相配、异香相配、一味独用等方法。

（5）形的搭配：有同形配、异形配。

（6）花色菜配菜方法：花色菜是在外形和色泽上具有艺术美感的菜肴。不仅口感鲜美，营养全面，还要色彩协调，造型优美，分为叠、卷、码、捆、瓤、包、嵌7种方法。

第五节　营养食谱

5.1 营养食谱的制定

1.制定原则

（1）保证营养平衡

①满足人体能量与营养素的需求：膳食应满足人体需要的能量、蛋白质、脂肪，以及各种矿物质和维生素，不仅品种要多样，而且数量要充足。

②每日三餐能量分配合理：通常早餐占25%～30%，午餐占30%～40%，晚餐占30%～35%。

（2）注意饭菜的适口性

①饭菜的适口性是膳食调配的重要原则。

②讲究色、香、味

③博采众长、口味多样

④因人因时，辨证施膳

2.一餐、一日和一周食谱的调整与确定方法

（1）一餐食谱的确定一般选择一至两种动物性原料，一种豆制品，一至两种蔬菜，一至两种粮谷类食物，根据选择的食物即可计算并写出带量食谱。

例如：主食　米饭（大米50g），馒头（面粉50g）。

副食　鱼香鸡片（鸡胸肉70g、木耳15g、冬笋30g、胡萝卜15g），银耳扒豆腐（南豆腐60g、水发银耳15g、黄瓜15g），香菇油菜（水发香菇15g、油菜150g）。

（2）一日食谱的确定，一般选择两种以上的动物性原料，一至两种豆

制品及多种蔬菜，两种以上的粮谷类食物原料。

例如：早餐 蛋糕、金银卷、鸡蛋、牛奶、拌三丝。午餐 米饭、小枣发糕、烧翅根、木须肉、熏干芹菜。晚餐 烙饼、二米粥、清蒸鲤鱼、豆芽菠菜。

（3）一周食谱的确定，应选择营养素含量丰富的食物，精心搭配，以达到膳食平衡。

5.2 不同人群食谱和编制原则

1.孕期营养的配置

（1）孕早期膳食指南

①补充叶酸，富含叶酸的食物有动物肝脏、蛋类、豆类、绿叶蔬菜、水果和坚果类。

②孕吐严重者，可少量多餐，选择富含碳水化合物、易消化的粮谷类食物，如米、面、烤面包、烤馒头片、饼干等，避免油炸及油腻食物和甜品，以防止胃食管反流而刺激食管黏膜。

（2）孕中晚期膳食指南（食谱示例见表5-1）

①增加奶、鱼、禽、蛋、瘦肉的摄入，吃含铁丰富的食物，每周摄入1-2次动物血和肝脏。

②每周摄入1-2次富含碘的海产品。

③全天食物量：谷类200～250g，薯类75g，其中全谷物和杂豆不少于1/3；蔬菜类400～500g，其中绿叶蔬菜和红黄色等有色蔬菜占2/3，水果类200～350g；鱼、禽、蛋、肉类（含动物内脏）150～225g，牛奶300～500g；大豆类20g，坚果10g；烹调油25g，加碘食盐5g。

表 5-1　孕中晚期一周食谱示例

餐次＼星期	一	二	三	四	五	六	日
早餐	1.牛奶 2.煮鸡蛋 3.馒头 4.拌西兰花	1.牛奶 2.蒸蛋羹 3.全麦面包 4.拌白菜心	1.牛奶 2.煮鸡蛋 3.荞麦面馒头 4.拌芹菜	1.牛奶 2.煮鸡蛋 3.发糕 4.拌素蓝丝	1.牛奶 2.煮鸡蛋 3.花卷 4.拍黄瓜	1.牛奶 2.蒸鸡蛋羹 3.无糖豆沙包 4.凉拌豆芽	1.牛奶 2.煮鸡蛋 3.黑面馒头 4.焯拌西兰花
加餐	1.酸奶 2.苏打饼干	1.酸奶 2.苏打饼干	1.酸奶 2.苏打饼干	1.酸奶 2.苏打饼干	1.酸奶 2.苏打饼干	1.酸奶 2.苏打饼干	1.酸奶 2.苏打饼干
午餐	1.杂豆米饭 2.芹菜肉丝 3.白菜木耳炖豆腐	1.二米饭 2.西红柿圆白菜 3.清炖鸡块	1.红豆饭 2.清炒娃娃菜 3.海带炖牛肉块	1.米饭 2.黄瓜虾仁 3.香菇油菜	1.高粱米饭 2.番茄牛腩煲 3.醋熘大白菜	1.高粱米饭 2.番茄牛腩煲 3.醋熘大白菜	1.八宝饭 2.葱烧海参 3.清炒奶白菜
加餐	苹果	橙子	猕猴桃	柚子	梨	草莓	橘子
晚餐	1.米饭 2.清蒸鲈鱼 3.蒜蓉油麦菜	1.玉米面馒头 2.鲜蘑烧肉 3.清炒茼蒿	1.发面饼 2.青椒肉片 3.凉拌菠菜	1.全麦面馒头 2.鸭血豆腐 3.洋葱青椒炒肉片	1.杂豆米饭 2.蒸茄泥 3.豆腐炖鱼	1.米饭 2.海米冬瓜 3.小白菜炖排骨	1.杂豆米饭 2.肉片炒冬笋 3.大洋菜
加餐	牛奶燕麦片	牛奶燕麦片	牛奶燕麦片	牛奶燕麦片	牛奶燕麦片	牛奶燕麦片	牛奶燕麦片

2.哺乳期营养食谱的配制示例（食谱示例见表5-2）

（1）增加鱼、禽、蛋、瘦肉及海产品摄入。

（2）适当增饮奶类，多喝汤水。

（3）产褥期食物多样，不过量。

（4）乳母全天食物建议量：谷类225～275g，其中全谷物和杂豆不少于1/3；薯类75g；蔬菜类400～500g，其中绿叶蔬菜和红黄色等有色蔬菜占2/3以上；水果类250～350g；鱼、禽、蛋、肉类（含动物内脏）总量为175～225g；牛奶300～500ml；大豆类25g，坚果10g；烹调油25g，食盐不超过5g。为保证维生素A的供给，建议每周吃1-2次动物肝脏，总量为85g猪肝，或40g鸡肝。

表5-2 乳母一日食谱示例

早餐	肉包子：面粉50g 猪肉25g
	红薯稀饭：大米25g 红薯25g
	拌黄瓜：黄瓜100g
加餐	牛奶：牛奶250g
	煮鸡蛋：鸡蛋50g
	苹果：苹果150g
午餐	生菜猪肝汤：生菜100g 猪肝20g 植物油5g
	丝瓜炒牛肉：丝瓜100g 牛肉50g 植物油10g
	大米饭：大米100g
加餐	橘子：橘子150g
晚餐	青菜炒干张：小白菜200g 干张50g 植物油10g
	香菇炖鸡汤：鸡肉75g 香菇适量
	玉米面馒头：玉米粉30g 面粉50g
	蒸红薯：红薯50g
晚点	牛奶煮麦片：牛奶250g 麦片10g

3.幼儿食谱的配制

（1）1-3岁幼儿膳食选配原则（食谱示例见表5-3）

①在母乳或乳制品的基础上，适时增加细、软、碎、烂的食物，种

表5-3　1-3岁幼儿一周食谱示例

星期 餐次	一	二	三	四	五	六	日
早餐	蛋黄碎菜粥	肉末胡萝卜粥	鸡蛋羹	肝泥粥	鸡茸粥	肉松粥	鳕鱼粥
加餐	母乳或奶制品	母乳或奶制品	母乳或奶制品	母乳或奶制品	母乳或奶制品	母乳或奶制品	母乳或奶制品
午餐	芥菜肉末豆腐羹烂饭	肉末碎青菜面片	鸡肝烂饭	熘鱼肉碎烂饭	鸡汁土豆胡萝卜泥	蛋黄什锦碎菜烂饭	西红柿鸡蛋龙须面
加餐	母乳或奶制品	母乳或奶制品	母乳或奶制品	母乳或奶制品	母乳或奶制品	母乳或奶制品	母乳或奶制品
晚餐	肉末碎菜馄饨	肉末碎菜馄饨	小米碎菜粥	蛋黄碎菜粥	肉末蒸蛋烂饭	鱼松粥	葱末豆腐丁烂饭
加餐	水果	水果	水果	水果	水果	水果	水果
睡前	母乳或奶制品	母乳或奶制品	母乳或奶制品	母乳或奶制品	母乳或奶制品	母乳或奶制品	母乳或奶制品

类不断丰富，数量不断增加，逐渐过渡到食物多样。

②增加优质蛋白质的摄入，以保证幼儿生长发育的需要；增加铁质的供应，以避免铁缺乏和缺铁性贫血的发生。鱼类脂肪有利于儿童神经系统的发育，可适当多选用鱼虾类食物，尤其是海鱼类。

③将食物切碎煮烂，以易于幼儿咀嚼、吞咽和消化，特别注意要完全去除皮、骨、刺、核等；大豆、花生米等硬壳果类食物，应先磨碎，制成泥糊浆再进食。

④在烹调方式上，宜采用蒸、煮、炖、煨等方式，不宜采用油炸、烤、烙等方式。口味以清淡为好，不应过咸，更不宜食辛辣刺激性食物，尽可能少用或不用含味精或鸡精、色素、糖精的调味品。

⑤要注重花样品种的交替更换，以利于保持幼儿对进食的兴趣。

⑥一日5～6餐，即一天进食主餐三次，上下午两主餐之间各安排以奶类、水果和其他稀软面食为内容的加餐，晚饭后也可加餐或加食零食，但睡前应忌甜食，以预防龋齿。

（2）幼儿园膳食选配原则（食谱示例见表5-4）

①选择营养丰富的食物，多吃时令蔬菜、水果。

②配餐注意主副食搭配、荤素搭配、干稀搭配等，充分发挥各种食物及食物中营养素的互补作用，提高其营养价值。

③少吃油炸、油煎或多油的食物，肥肉及刺激性强的酸辣食物。

④经常变换食物的种类，烹调方法多样化。饭菜色彩协调，味道鲜美，可增进食欲，有利于消化吸收。

表5-4　幼儿园一周食谱示例

餐次＼星期	一	二	三	四	五
早餐	1.枣泥卷 2.葱花炒鸡蛋 3.蔬菜鸡丝粥	1.芝麻红糖包 2.酱肘子 3.清炒菜心 4.红豆薏米粥	1.麦胚麻酱卷 2.胡萝卜炒鸡蛋 3.蔬菜荞麦面条汤	1.米糕 2.番茄炒鸡蛋 3.江米莲子粥	1.豆包 2.豌豆炒鸡蛋 3.生滚鱼片粥
加餐	牛奶	酸奶	牛奶	酸奶	牛奶
午餐	1.米饭 2.番茄牛腩 3.虾皮小白菜 4.猴头菇三黄鸡汤	1.米饭 2.番茄牛腩 3.虾皮小白菜 4.猴头菇三黄鸡汤	1.米饭 2.葱香排骨 3.素炒莜麦菜 4.菌菇汤	1.高粱米饭 2.白灼鲜虾 3.醋熘豆芽 4.春笋棒骨汤	1.米饭 2.红烧牛肉丸 3.香菇芦笋 4.紫菜汤
加餐	1.沃柑 2.山楂条	1.火龙果 2.杏仁	1.香蕉 2.大枣	1.血橙 2.小胡桃仁	1.粑粑柑 2.芝麻夹心海苔
晚餐	1.豆沙卷 2.肉末豆腐 3.蚝油生菜 4.红枣百合粥	1.二米饭 2.酱爆鸡丁 3.素烧西葫芦 4.竹笋瑶柱汤	1.佛手卷 2.熘肝尖 3.腰果西芹 4.玉米面燕麦粥	1.肉笼 2.苜蓿菠菜 3.青椒肉片 4.南瓜小米粥	1.猪肉豇豆包子 2.清炒油菜 3.紫米粥

4.中小学生食堂营养食谱的配制（食谱示例见表5-5）

（1）合理分配能量　三餐能量的分配，早餐应占30%，午餐占35%～40%，晚餐占30%～35%。早餐必须摄入足够的能量，才能适应上午课程集中的特点。许多学生晨起食欲不佳，应增加1次课间餐。

（2）合理的膳食组成。在能量供给充分的前提下，除保证蛋白质的摄入量外，还要注意提高蛋白质的利用率，主、副食要搭配适宜，以充分发挥蛋白质的互补作用。以早餐为例，既应摄入足量的主食，又需要一定量的动物性食物（鸡蛋1个或瘦肉50g）及蔬菜。

（3）保证含钙、铁及维生素A、维生素B2和维生素C的食物。学校应提供奶制品、绿叶或黄红色蔬菜，以保证各种维生素和矿物质的供给。

表5-5　中小学生一周食谱示例

星期 餐次	一	二	三	四	五
早餐	1.豆浆 2.花卷 3.拌黄瓜 4.鸡蛋	1.牛奶 2.千层饼 3.什锦拌菜 4.鸡蛋	1.豆奶 2.馒头 3.拌芹菜 4.鸡蛋	1.豆腐脑 2.肉包子 3.圣女果 4.鸡蛋	1.牛奶 2.糖三角 3.拌木耳 4.鸡蛋
加餐	牛奶	酸奶	苹果	酸奶	脐橙
午餐	1.米饭 2.酱翅中 3.虾皮小白菜 4.海带豆腐汤	1.米饭 2.红烧排骨 3.香干油菜 4.番茄蛋花汤	1.米饭 2.焖鱼块 3.菠菜炒鸡蛋 4.虾皮紫菜汤	1.米饭 2.卤鸡肝 3.海米冬瓜 4.青菜豆腐汤	1.米饭 2.土豆炖牛肉 3.醋熘白菜 4.酸辣汤
晚餐	1.大米粥 2.馒头 3.肉末豆腐 4.清炒莜麦菜	1.红薯粥 2.烙饼 3.木须肉 4.拌菠菜粉丝	炸酱面	1.小米粥 2.豆沙包 3.白菜氽丸子 4.番茄菜花	三鲜饺子

5.老年人营养食谱的配制（食谱示例见表5-6）

（1）能量供给合理，使身高体重指数（BMI）在20～26.9kg/m^{2}范围内。

（2）在一般成年人平衡膳食的基础上，为老年人提供更加丰富多样的食物，特别是易于消化吸收、利用，且富含优质蛋白质的动物性食物和大豆类制品。

（3）老年人的咀嚼吞咽能力、消化功能减退，食物不宜太粗糙油腻，应尽量选择质地松软易消化的食品。比如细软的米面制品；各种畜禽肉及肉末制品；肉质细嫩的鱼虾和豆制品；杂粮或粗粮（糙米、荞麦等）可加水浸泡2～3小时后再蒸煮。

合理膳食营养

表5-6 老年人一周食谱示例

餐次＼星期	一	二	三	四	五	六	日
早餐	1.山药粥 2.芝麻酱花卷 3.蒸茄泥 4.鸡蛋	1.红枣粥 2.豆沙包 3.小葱拌豆腐 4.蛋羹	1.红薯粥 2.馒头 3.什锦拌菜 4.鸡蛋	1.豆腐脑 2.肉包子 3.圣女果 4.蛋羹	1.胡萝卜粥 2.面包 3.拌木耳 4.鸡蛋	1.紫米粥 2.发糕 3.拌海带丝 4.蛋羹	1.玉米面粥 2.椒盐花卷 3.拌黄瓜 4.鸡蛋
加餐	酸奶	酸奶	酸奶	酸奶	酸奶	酸奶	酸奶
午餐	1.软米饭 2.滑熘里脊 3.虾皮小白菜 4.海带豆腐汤	1.软米饭 2.红烧排骨 3.香干油菜 4.番茄蛋花汤	1.软米饭 2.焖鱼块 3.菠菜炒鸡蛋 4.虾皮紫菜汤	1.软米饭 2.卤鸡肝 3.海米冬瓜 4.青菜豆腐汤	1.软米饭 2.土豆炖牛腩 3.醋熘白菜 4.鸭血粉丝汤	1.软米饭 2.香菇炖鸡 3.木耳烧菜心 4.银耳羹	1.软米饭 2.红烧肉 3.素烧西葫芦 4.疙瘩汤
加餐	橙子	猕猴桃	桃	木瓜	火龙果	苹果	香蕉
晚餐	青菜肉丝面	什锦面片	1.菜肉包子 2.小米粥	菜肉馄饨	1.肉笼 2.拌菠菜 3.皮蛋瘦肉粥	烩锅面	1.蒸南瓜 2.番茄炒鸡蛋 3.猪肝菠菜粥
加餐	牛奶	牛奶	牛奶	牛奶	牛奶	牛奶	牛奶

6.机关团体食堂（轻体力、脑力）劳动者的配餐（食谱示例见表5-7）

（1）多选含不饱和脂肪酸，具有健脑功能的食物，如蛋类、坚果类、鱼类、虾类以及牡蛎等水产品。

（2）提高优质蛋白质的供给量，如鸡蛋、鸡鸭、瘦肉、牛肉、大豆及其制品。

（3）每天500g新鲜深色绿叶蔬菜，主食粗细搭配，保证各种维生素和矿物质的摄入。

表5-7　机关团体食堂一周食谱示例

餐次 \ 星期	一	二	三	四	五
早餐	1.牛奶 2.茶蛋 3.面包 4.芝麻豆芽拌海带	1.牛奶 2.咸鸭蛋 3.金银卷 4.柿椒拌豆腐丝	1.豆浆 2.煮鸡蛋 3.发面饼 4.蒜蓉豇豆	1.牛奶 2.卤鸡蛋 3.麻酱花卷 4.蒜蓉茄泥	1.牛奶 2.五香蛋 3.芝麻烧饼 4.蒜蓉黄瓜豆腐丝
午餐	1.米饭 2.肉片烩鲜 3.蘑松仁玉米 4.海米冬瓜汤	1.米饭 2.清蒸鲈鱼 3.素炒莜麦菜 4.虾皮紫菜汤	1.米饭 2.清炖牛肉番茄土豆 3.蒜蓉苦瓜 4.虾皮小白菜汤	1.米饭 2.扒翅根 3.酸辣白菜 4.鸡蛋玉米羹	1.米饭 2.肉片炒香干柿椒 3.醋熘土豆丝 4.菠菜汤
晚餐	1.米饭 2.玉米碴粥 3.清炖牛肉白萝卜 4.清炒小白菜	1.馒头 2.紫米粥 3.虾仁黄瓜 4.桃仁芹菜	1.米饭 2.红豆粥 3.香菇肉片 4.拌芝麻菠菜	1.烙饼 2.绿豆粥 3.肉丝冬笋 4.蒜蓉娃娃菜	1.馒头 2.八宝粥 3.板栗烧鸭 4.蒜蓉西兰花

5.3 "三高"人群的营养

1."高血压"人群（食谱示例见表5-8）

（1）定时定量，控制体重：摄入的食物要与消耗基本平衡，多吃就要多运动，运动不多就不要多吃，维持体重正常。

（2）清淡少盐：在原来用盐量的基础上减少1/3～1/2。可在菜肴烹调好后再放入盐或酱油，也可以先炒好菜，再蘸料汁食用。还可在烹制菜肴时放少许醋，提高菜肴的鲜香味。

（3）清淡少油：高血压患者，尽量不用动物油，少用或不用咸肉、香肠和其他肉制熟食、动物内脏，不宜吃多油食物或油炸食物。

（4）多吃新鲜蔬菜和水果：富含钾的食物对控制血压有一定的益处，含钾最丰富的饮食是那些未加工食物，尤其是各种新鲜水果以及各种新鲜蔬菜。

（5）适量的蛋白质摄入：一些含蛋白质的食物中还含有大量的脂肪，所以选择肉类食物要选择最瘦的部分；奶制品要选择去脂的或低脂的牛奶或奶制品。

（6）注意补钙：研究发现，长期缺钙的人群，更容易导致血压升高。奶及奶制品所含的钙有较高的吸收率。

表5-8　高血压食谱示例

星期 餐次	一	二	三	四	五	六	日
早餐	1.脱脂牛奶 2.煮鸡蛋 3.花卷 4.拌黄瓜	1.牛奶 2.鸡蛋 3.发糕 4.糖醋心里美萝卜	1.豆浆 2.煮鸡蛋 3.面包 4.拌豆腐丝	1.牛奶 2.煮鸡蛋 3.荞麦花卷 4.拌芹菜丝	1.豆浆 2.煮鸡蛋 3.全麦面包 4.拌海带	1.牛奶 2.煮鸡蛋 3.馒头 4.蒜蓉拌莴笋条	1.牛奶 2.煮鸡蛋 3.荞麦面馒头 4.拌金针菇
午餐	1.米饭 2.清蒸草鱼 3.香菇油菜	1.米饭 2.烧黄鱼 3.素炒菠菜	1.米饭 2.清炖排骨 3.清炒小白菜	1.米饭 2.鸡丁炒柿椒 3.素炒圆白菜	1.米饭 2.清蒸昌鱼 3.醋蓉豆芽	1.米饭 2.木耳烩鱼片 3.西红柿菜花	1.米饭 2.青椒荽白炒鸡丝 3.香菇菜心
加餐	橙子	苹果	桃	木瓜	火龙果	猕猴桃	梨
晚餐	1.馒头 2.燕麦粥 3.肉片青笋木耳 4.素炒冬瓜	1.窝头 2.紫米粥 3.肉丝芹菜香干 4.拌蒜蓉海带丝	1.杂粮稠粥 2.豆腐脑 3.肉末茄子	1.二米粥 2.蒸红薯 3.清蒸鳕鱼 4.蒜蓉苋菜	1.小米粥 2.蒸山药 3.烩鸡丝柿椒丝 4.蒜蓉西兰花	1.米饭 2.虾仁烩豆腐 3.素炒菠菜	1.薏米大米粥 2.玉米面窝头 3.肉沫豆腐 4.素炒胡萝卜丝
加餐	香蕉	酸奶	牛奶	酸奶	牛奶	草莓酸奶	酸奶

2."高血脂"人群（食谱示例见表5-9）

（1）控制进食量，使体重保持在正常范围内。

（2）低脂低胆固醇膳食：多采用蒸、煮、炖、汆、熬等少油的烹调方法，少用油炸、油煎等方法。提倡多吃海鱼，以保护心血管系统、降低血脂。同时要避免来自加工食物的反式脂肪酸，少用人造黄油、奶油蛋糕、糕点类食物、巧克力派、咖啡伴侣等食物。含胆固醇高的食物如动物内脏、蛋黄、鱼子、鱿鱼、蟹黄等应严格限制。鸡蛋可隔日1个或每周不超过3个蛋黄。

（3）提高植物性蛋白质的摄入，少吃甜食：大豆蛋白富含异黄酮，有利于调节血脂。限制单糖和双糖的摄入，少吃甜食、控制含糖饮料的摄入。

（4）食用富含膳食纤维的食物，如粗粮（如全麦、大麦、燕麦等）、蔬菜和水果等，可以减少肠内胆固醇的吸收，有调节血脂的作用。

表 5-9　高血脂食谱示例

星期 餐次	一	二	三	四	五	六	日
早餐	1.鲜牛奶 2.煮鸡蛋 3.拌圆白菜丝 4.全麦面包片	1.豆浆 2.鸡蛋 3.蒜蓉菠菜粉丝 4.花卷	1.牛奶燕麦粥 2.椒油土豆丝 3.黑麦面包片	1.豆浆 2.鸡蛋 3.拌莴笋丝 4.瘦猪肉大葱包子	1.鲜牛奶 2.炝白干柿椒丝 3.发糕	1.小米粥 2.鸡蛋 3.香干西芹 4.金银卷	1.豆浆 2.鸡蛋 3.蒜蓉小白菜粉丝 4.发面饼
午餐	1.米饭 2.肉片鲜蘑油菜 3.素炒豆芽韭菜	1.米饭 2.牛肉丝葱头 3.素炒黄瓜木耳	1.米饭 2.烹白虾 3.蒜蓉西兰花	1.米饭 2.炒鸡丁柿椒丁 3.素炒西红柿菜花	1.米饭 2.清炖排骨海带 3.蒜蓉苋麦菜	1.米饭 2.清蒸鲈鱼 3.香菇油菜	1.米饭 2.烩鸡片口蘑青笋 3.素炒西红柿茄片
加餐	橙子	酸奶	芒果	酸奶	西瓜	酸奶	梨
晚餐	1.馒头 2.小窝头 3.清炖鲫鱼 4.素炒莜麦菜	1.紫米馒头 2.烤红薯 3.肉丝扁豆丝 4.海米冬瓜	1.瘦猪肉白菜水饺 2.炝黄瓜条	1.青菜汤面 2.肉末西葫芦	1.馒头 2.玉米 3.肉丝蒜苗 4.白菜豆腐	1.馒头 2.蒸芋头 3.肉丝豇豆 4.蒜蓉菜心	1.馒头 2.绿豆粥 3.肉片菜花 4.醋熘大白菜

3."糖尿病"人群（食谱示例见表5-10）

（1）提倡选用富含膳食纤维的粗杂粮，使餐后血糖升高缓慢，如用玉米面、荞麦、燕麦等代替部分精白米面。

（2）选用精瘦肉和豆制品，少选肥肉和内脏等富含饱和脂肪酸、胆固醇的食物。

（3）除了胡萝卜、蒜苗、豌豆、毛豆等含热量较高的蔬菜之外，常见的叶类、茎类、瓜类蔬菜可以任意食用。

（4）水果含有一定量的单糖、双糖，按照每150～200克带皮橘子、梨、苹果等可以换成25克主食适当选用。但如果食后血糖升高，则最好将血糖控制好以后再适量选用。红枣、香蕉、柿子、红果等含糖量较高的水果或干果应限量食用。

（5）餐次安排。为了减轻胰岛负担，糖尿病病人一日至少保证三餐。在活动量稳定的情况下，要求定时定量。注射胰岛素或容易出现低血糖者要求在三次正餐之间增加2-3次加餐，加餐量应从正餐总量中扣除。

表5-10　糖尿病食谱示例

星期 餐次	一	二	三	四	五	六	日
早餐	1.牛奶 2.茶蛋 3.拌西兰花 4.麻酱卷	1.牛奶 2.煮鸡蛋 3.炝黄瓜条 4.全麦面包片	1.牛奶 2.卤蛋 3.拌菠菜 4.葱花饼	1.牛奶 2.煮鸡蛋 3.拌生菜 4.馒头	1.牛奶 2.煮鸡蛋 3.炝白干柿椒丝 4.黑麦面包片	1.牛奶 2.煮鸡蛋 3.香干西芹 4.金银卷	1.牛奶 2.煮鸡蛋 3.葱油海带丝 4.发面饼
加餐	橙子	猕猴桃	芦柑	西瓜	梨	草莓	圣女果
午餐	1.米饭 2.蒸南瓜 3.青椒荬白炒鸡丝 4.香菇菜心 5.白菜豆腐汤	1.米饭 2.煮玉米 3.鸡丁柿椒 4.素鸡白菜 5.紫菜西红柿豆腐汤	1.二米饭 2.家常炖黄花鱼 3.炒韭菜豆芽 4.西红柿鸡蛋汤	1.八宝饭 2.汆丸子冬瓜 3.素炒洋葱柿椒丝 4.酸辣汤	1.红豆米饭 2.清炖排骨海带 3.蒜蓉莜麦菜 4.木耳豆腐汤	1.杂豆米饭 2.肉丝苦瓜 3.香菇油菜 4.虾皮紫菜汤	1.藜麦米饭 2.烩鸡片口蘑青笋 3.素炒西红柿茄片 4.黄瓜鸡蛋汤

星期\餐次	一	二	三	四	五	六	日
加餐	无糖酸奶	无糖酸奶	无糖酸奶	无糖酸奶	无糖酸奶	无糖酸奶	无糖酸奶
晚餐	1.玉米面窝头 2.肉末豆腐 3.素炒生菜	1.玉米面发糕 2.清蒸鱼 3.炒莴笋	1.米饭 2.肉丝白干香菇柿椒丝 3.素炒圆白菜	1.米饭 2.木耳烩鱼片 3.素炒西红柿菜花	1.米饭 2.虾仁烩豆腐 3.素炒小白菜	1.米饭 2.清炖鸡块香菇 3.素炒菠菜	1.米饭 2.肉片菜花 3.清炒奶白菜
加餐	苏打饼干	燕麦片粥	苏打饼干	燕麦片粥	苏打饼干	燕麦片粥	苏打饼干

第六章

有害生物防控

防控四害，维护环境卫生，保持食品加工、销售场所内外清洁卫生。遵循预防为主、防控结合的原则，一般优先使用环境治理、物理防治、生物防控等手段，在密度居高不下时再采取化学防控原则。确保食品加工、就餐等环境无蝇、无鼠、无蟑螂、无蚁害，防止食品污染，保证食品卫生安全。

第一节　鼠类的防控

1.1　生活特性与主要危害

1.传播鼠源性疾病。主要有鼠疫、肾综合征出血热、地方性斑疹性伤寒和肠道传染病等。

2.食品损坏。鼠类以食品为食物来源，它们咬食品包装、袋子和容器，导致食品受到污染、破坏和浪费。

3.污染食品。鼠类会通过排泄粪便、尿液和毛发等方式污染食品，导致食品受到细菌、寄生虫和其他病原体的污染，从而引发食品中毒和传染病。

4.经济损失。鼠类会大量消耗食品原料和成品，造成企业的经济损失。它们还会破坏设备、仓库和货物，增加企业的维修和替换费用。

此外，鼠类问题常常还会造成消费者对食品行业的信任度降低，影响餐饮单位的信誉和竞争力。一个餐饮单位鼠类密度的大小，与该单位的食品贮存方式、防鼠设施和鼠类的躲藏条件有着密切的关系。

1.2　防控措施

1.防鼠设施

（1）格栅和地漏：厨房操作间下水道出水有竖格栅或排水沟有横格

栅，格栅孔隙小于10mm，且无破损，地漏加盖。

（2）门：门缝小于6mm，木门和门框的底部需包铁皮，高不小于30cm，食品库房入口有挡鼠板，高不小于60cm。

（3）管线孔洞：堵塞通向外环境的管线孔洞，没有堵死的孔洞，其缝隙不得超过6mm。

（4）排风扇：一楼或地下室排风扇或通风口有金属网罩，网眼不得超过6mm。

（5）窗户：一楼或地下室窗户无破损。

（6）建筑物：应有不小于100cm宽的地面硬化带。

2.环境治理

（1）经常检查防鼠设施，发现破损及时修复，确保防鼠设施完好。

（2）管理好水源和食物，管理好食物残渣及厨余垃圾，减少鼠类食物来源。

（3）控制鼠类活动空间，封闭鼠类可能藏身的空间。

（4）清理鼠类孳生地。

3.物理灭鼠

（1）鼠夹：是常用灭鼠工具和鼠密度调查工具；按大小和弹簧强度分为大、中、小三型；以中型使用较广。

（2）粘鼠板：可以在多种环境里使用，不污染环境，对人、畜安全，应用广泛。

（3）鼠笼、电子捕鼠器：鼠笼可捕到活鼠，适用于大厨房，使用时注意人、畜触电。

鼠夹、鼠笼、粘鼠板在使用时，需要打开后装填诱饵，放在鼠道上或鼠类活动场所，捕获到鼠要及时清理。

（4）其他方法：应急条件下选用水灌、电击、人工扑打等。还可以使用驱避剂，或者超声波等驱鼠设备。

4.化学灭鼠

在其他方法无法奏效时，才可使用化学灭鼠，食品卫生行业的灭鼠，推荐使用肠梗阻剂等无毒剂鼠药，慎用抗凝血剂以及其他有毒饵料。

（1）灭鼠剂选择与使用原则：灭鼠剂应为农村农业部农药登记、保质期内的制剂产品。

（2）下水管道潮湿场所、潮湿气候室外等选用蜡块毒饵。依据鼠密度监测情况布施毒饵，室内每 15m^2 放置 1~2 堆，放置在相应的毒饵盒或毒饵站中，定期检查补充毒饵。

第二节　蝇的防控

2.1 生活特性与主要危害

1.苍蝇的生长繁殖要经过卵、蛆、蛹、成蝇四个阶段。

2.苍蝇喜欢在粪便和腐烂变质的食物、痰迹、病人排泄物上爬来爬去，加上它有一身细毛，全身和肚子里能带各种微生物，所以苍蝇是各种肠道传染病、寄生虫病的重要传播媒介。

3.苍蝇传播的消化道传染病包括细菌性痢疾、霍乱、伤寒、阿米巴痢疾等。

2.2 防控措施

1.环境治理

（1）环境治理是指控制蝇蛆滋生的环境，是治本性措施。

（2）坚持生活垃圾日产日清，盛放垃圾的器具必须加盖，对厨余垃圾应实行袋装后再投入垃圾桶内，必须做到定时收集，清时要彻底，应注意垃圾桶底部和缝隙不能留有淤积物。

（3）垃圾站封闭管理，必要时对清运现场、垃圾箱、垃圾站等定期进行化学药物喷洒。

2.物理灭蝇

（1）作为环境治理和化学防控的辅助性措施，在某种场所非常有效又切实可行。

（2）安装风幕机、防虫幕帘：通户外的入口处安装风幕机、防虫幕帘等防蝇设备，风幕机应大于或者等于门的宽度，出风口向外倾宜30度角，落地风速宜大于4m/s。

（3）纱门纱窗：各类房屋若使用得当，约能阻挡入侵蝇类的70%，在出售食品摊点应采用纱橱和纱罩等来阻挡蝇类接触食物。

（4）粘蝇纸：将黏合剂均匀涂抹在一定面积的纸条上，当苍蝇落上时即粘住。粘蝇纸通常用作监测家蝇种群数量和考核灭蝇效果，也可作为防控苍蝇的工具。

（5）灭蝇灯：安装在餐厅、食品加工场所、卫生间等地方。利用日光灯、蓝光灯或紫光灯作为引诱源，灯外围为粘蝇纸或安装高电压、低电流的电网，被灯光引诱的苍蝇，触及电网即被击毙。诱捕灯下沿一般安装在距离地面1.8m～2.2m处，诱捕灯不得安装在食物或者食品操作台上面，餐饮区域应安装粘捕式诱捕灯，诱捕灯的粘纸以及紫外线灯管应定期更换，灯管一般至少一年更换一次。

（6）蝇拍：一般用在室内，方便、快捷。

3.化学灭蝇

（1）化学防控方法具有快速、方便等特点，要合理使用杀虫剂，掌握和选择好施药时机、药物的分类、用量等。

（2）在使用化学灭蝇时，必须在营业终结时，密封好食品和食具，且人员都已离开现场的情况下进行。

第三节　蟑螂的防控

3.1 生活特性与主要危害

1.蟑螂是杂食性昆虫，食性非常广，由于餐厅有大量的食源，成为蟑螂的重灾区，可孳生在食品仓库、灶台、货架、储物柜以及墙面的孔、洞、缝内。

2.蟑螂没有固定的巢穴，当密度过高时，可在冰箱的储水盒、天花板、大厅的护墙板、更衣柜内发现。

3.蟑螂有群居性，在群居的地方可以发现一些棕褐色的小斑点和许多微小颗粒，这些是蟑螂的排泄物，有利于查找滋生场所。

4.蟑螂有边吃、边吐、边排泄的坏习惯，并分泌臭液，可携带40多种细菌，通过接触污染食物，并可引起人的过敏反应。

3.2 防控措施

1.环境治理

（1）清理滋生场所，堵塞室内各类缝隙、孔洞等，减少蟑螂的栖息场所。下水管道应设回水弯，或小眼的不锈钢丝网，防止蟑螂从阴沟爬出。

（2）随时清理灶台、案板、洗涤间等周围的食物残渣和油污，及时清倒垃圾和保持垃圾容器的清洁，管好水源。

（3）严防蟑螂的被动传人，尤其是纸质、本质的食品包装箱在储存地和运输过程中携带蟑螂的概率很高，应及时清理。

（4）尽可能消除蟑螂滋生的室内环境条件，使之不利于它们的生长和发育，所以搞好厨房、餐厅的卫生，妥善保藏食品、管好垃圾，注意清除卵荚及蟑迹是防治蟑螂的一项重要措施。

2.物理灭蟑

（1）一些非化学的防控方法若使用得当，不仅能有效杀灭蟑螂，而且无毒无害、不污染环境。

（2）可采用粘捕、捕打、烫杀、诱杀、电杀（电子捕蟑器，中间放诱饵）等方法进行防控。

3.化学灭蟑

（1）滞留喷洒：适用于蟑螂密度较高的场所，在摸清蟑螂栖息场所时采用此方法可迅速降低蟑螂密度。

（2）施药表面不要立即用水冲刷或用墩布拖，否则药物将失去作用。

（3）根据不同的处理区域，选择合适的剂型以提高药效。

（4）按规定的剂量，准确配制药物浓度，合理施药，延缓昆虫抗药性的产生。

（5）喷药宜在晚饭后进行，一是便于工作的开展和管理；二是因为蟑螂一般在黄昏后才开始活动，晚间灭虫能提高杀虫效果。

（6）喷药时先关闭门、窗、风扇和排风扇，喷药后密闭1小时。

（7）喷洒重点是蟑螂经常活动的厨房、卫生间、暖气、冰箱底等隐匿场所表面，致其爬过药面而触杀。

（8）在喷药前，应将食品、食具等覆盖或搬出，以防污染。

（9）在不宜采用杀虫剂喷洒的场所，适用饵剂杀蟑螂，以注射的方式，点状施药于蟑螂经常出没的隐蔽处，如缝隙处、孔洞、边角、橱柜的角落等，尽可能地接近蟑螂活动及聚焦的地方。

（10）采用化学杀虫，特别是熏蒸、烟雾等处置后，餐饮具、食具等应彻底清洗，清洗时可加入适量碱水，以便更好地清除杀虫剂。

第四节　蚂蚁的防控

4.1　生活特性与主要危害

1.蚂蚁适合在温暖、湿润的环境中生存，是社会性很强的群居昆虫。

2.蚂蚁具有好斗的习性，具有采集、搬运和储藏食物的本能。

3.食物是蚂蚁赖以生存的因素。液体食物是许多成蚁和幼蚁的重要食物组成部分，尤其是幼蚁，主要依赖液体食物来喂养。

4.蚂蚁常筑巢于食堂墙角和墙缝，蚂蚁能携带多种细菌，常叮咬人类，窃取食物而污染食物、传播病菌。

4.2　防控措施

1.环境治理：

保持室内厨房清洁卫生，注意堵塞各种缝隙等，彻底清扫各类食品残渣。

2.物理防控：

可用沸水烫杀，也可用黏胶、驱避剂等。

3.化学灭蚁：

多采用毒饵的方式制药，用药瓶盖或塑料小盒盛放，每15～20m^{2}布放2～6g灭蚁毒饵，要注意其使用的安全，远离食物。灌堵蚁穴，用注射器吸取一定稀释浓度醚菊酯的杀虫剂或者是灭蚁蟑药液灌入蚁穴，每穴10～15ml，再用大白粉、腻子等填堵蚁穴口，仔细封严，这样可使药物发挥熏蒸的作用；用洗衣粉水、煤油、碱液等浇灌，以杀灭穴内蚁群。

第七章

食品安全风险防控

食品安全问题是各国各界共同关注的问题，一次次食品安全事件不仅伤害了广大消费者，更造成广泛的舆论影响，因此了解食品安全风险，掌握控制食品安全风险的措施，避免食品污染及食源性疾病发生对于广大食品从业人员很有必要。通过本章节的内容，帮助食品从业人员掌握常见食品安全风险的防控措施，为餐饮单位的食品安全应急处置机制提供参考。

第一节　细菌性食物污染防控

1.1 细菌性食物污染的特点

1. 在集体用餐单位常呈爆发起病，发病者常因食入同一污染食物起病。

2. 潜伏期短，突然发病，临床表现以急性胃肠炎为主。

3. 病程较短，发病日程多数在2~3日内。

4. 多发生于夏秋季；根据临床表现的不同，分为胃肠型食物中毒和神经型食物中毒。

1.2 细菌性食物污染的常见原因

1. 食品原料的污染。食品原料品种多来源广，食品原料在采集、加工过程中表面往往存在众多细菌，尤其原料表面存在破损、腐败处，常有大量细菌滋生。如不加处理，食物中毒风险较高。

2. 交叉污染。设备布局和工艺流程不合理，导致待加工食品与直接入口食品、食品原料与成品交叉污染或食品直接接触有毒物、不洁物。

3. 人员带菌污染。食品加工人员皮肤表面有破损、化脓，或出现腹泻、呕吐等症状，可能携带大量致病菌，如继续接触食品，可造成食品被污染，引起食物中毒。

4.食品未煮熟煮透。加热可杀灭大部分致病菌，如未能充分加工原料，可能会造成细菌未杀灭，造成食物中毒。

5.食品储存温度、空间不当。在室温下，细菌容易大量滋生，应按相关要求对不同食物适当温度、时间储存。

6.工具、容器不洁。直接接触即食食品的容器、工具清洗消毒不彻底，或消毒后二次污染，导致食物中毒。

7.食品运输、销售过程的污染。食品运输的交通工具等不符合卫生条件，使可食用食品在运输过程中造成污染，引起食物中毒。

1.3 食品加工中如何预防细菌性食物污染

1.避免污染，生熟分开

（1）保持食品加工空间，包括地面、墙壁、天花板清洁，保证食品加工工具、容器、操作台清洁。

（2）保持食品加工人员手卫生，避免有传染病、皮肤破损人员参与加工食品。

（3）避免加工场所出现鼠蟑蝇蚁等有害生物。

（4）容器、工具标识明确，生熟不得混用。

（5）使用来源可溯、优质新鲜的食品原料，严格食品储存期限。

2.控制细菌生长繁殖条件

（1）加热食品应充分，应使食品中心温度达到70℃以上，储存熟食品时，应使食品温度保持在60℃以上或及时冷藏。

（2）尽量缩短食品存放时间，熟食尽量当餐食用，食品原料尽快使用完，不能使用完的，按贮存条件贮存。

（3）加工环节严格消毒。

3.加强食品卫生管理

（1）应注意对屠宰场、肉类运输、食品厂等部门的卫生检验检疫及饮水消毒管理。

（2）消灭鼠蟑蝇蚁等有害生物。

（3）做好食品加工场所卫生，健全和执行饮食卫生管理制度。

1.4 常见的细菌性食物污染及防控措施

（一）沙门氏菌

沙门氏菌食物中毒是我国最常见的细菌性食物中毒之一，其对外界的抵抗力较强，在水、乳类及肉类食物中能生存数月，在冰箱中可生存3～4个月，在自然环境的水中和粪便中可存活1～2个月。

1.致病原因：

沙门氏菌食物中毒一年四季均可能发生，多发生于夏秋季，多为食用了病死畜肉或未煮熟的肉质食品，以及不新鲜的禽、鱼、奶、蛋类食品。

2.主要症状：

（1）腹痛、腹泻：沙门氏菌食物中毒的典型症状。

（2）恶心、呕吐：沙门氏菌食物中毒的另一典型症状，同时也是其处于活动期的表现，需及时控制避免因大量呕吐造成脱水症状。

（3）发热、寒战：沙门氏菌食物中毒急性期的重要表现，也是致病菌活动期的表现，表示其不仅活动于胃肠道，还可进入肺部导致相关的炎症性反应而发病。

3.预防措施：

（1）培养良好生活卫生习惯，适当锻炼提高身体素质。

（2）不使用来源不明的食品，不使用病死畜肉。

（3）食物加工储存时，注意生熟分开。

（4）充分加工加热食物，禽蛋类食物应煮沸8分钟以上，避免沙门氏菌食物中毒。

（5）根据食物的储藏要求，合理控制食物的储存温度，避免腐败变质。

（二）金黄色葡萄球菌

金黄色葡萄球菌是造成人类食物中毒的一种重要病原菌，有"嗜肉菌"的别称，金葡菌污染食物后，在30～37℃经4～8小时可大量繁殖并产生肠毒素，该毒素具有抗热性，在80℃下需30分钟才可杀灭。

1.致病原因：

金黄色葡萄球菌在自然界中无处不在，空气、水、灰尘及人和动物的排泄物中都可找到。奶、肉、蛋、鱼及其制品，剩饭、油煎蛋、糯米糕及凉粉等均可被污染，误食上述被金葡菌污染的食物可导致食物中毒。

2.主要症状：

（1）急性胃肠炎症状：恶心呕吐，多次腹泻腹痛，吐比泻重，重者导致脱水，虚脱。

（2）头痛、肌肉痉挛、多汗等中枢神经系统症状。

3.预防措施：

（1）注意食品加工人员卫生健康状况，对其定期体检，对于患有化脓性感染的人，应调离岗位。

（2）加工食品时注意卫生，避免交叉感染。

（3）根据食物的储藏要求，合理控制食物的储存温度，避免腐败变质。

（4）充分加工食物，剩饭剩菜应彻底加热后食用。

（5）严格控制患乳腺炎的奶牛乳混入乳品加工原料中。

（三）副溶血性弧菌

副溶血性弧菌食物中毒是进食含有副溶血性弧菌污染的食物所致，好发于经常接触及生食海产品的人群，夏季气温高、食物不新鲜等因素容易诱发。

1. 致病原因：

患者多因生吃海产品和食用未彻底加热的海产品及食用盐腌小菜所致，或因部分食品再生产过程中被沾染细菌的菜刀、案板、碗筷等器具所污染。另外有时沿海地区的苍蝇也会成为传染源。

2. 主要症状：

急性胃肠炎症状，发病初期为腹部不适，上腹部疼痛或胃痉挛、恶心、呕吐、发烧、腹泻，在发病5~6小时后感到剧烈腹痛，脐部阵发性绞痛，多为水样便，重症者为黏液血便。

3. 预防措施：

（1）不生吃半生吃海产品，食用凉拌菜、咸菜和即熟鲜海产品时，应加以食醋或蒜泥。

（2）食品烹制要熟透，对鱼、虾、蟹、贝等海产品蒸煮时需加热100℃并保持数分钟，对凉拌食物要清洗干净后置于食醋中浸泡10分钟或在100℃沸水中漂烫数分钟。

（3）鱼、虾、蟹、贝等海产品应现做现吃，如有剩余放置超过2小时，食前必须回锅加热，并要加热彻底。

（4）食品在制作、存放、销售过程中，要严防生熟交叉污染（包括生熟食品、工用具、容器等），同时还要防止有害昆虫特别是苍蝇在食品上叮爬。

（5）采取低温贮藏各种食品，尤其是各种海产品和熟肉制品。

（四）大肠杆菌

大肠杆菌是大肠埃希氏菌的统称，大肠杆菌耐热性较高，在55℃下加热60分钟仍不能完全将其杀灭，在自然界的水中、土壤中可存活数周甚至数月，在温度较低的粪便中也可存活。

1. 致病原因：

其引起食物中毒多为食用了病畜、病禽或被大肠杆菌污染的蛋类、奶类及其制品、蔬菜水果等。

2.主要症状：

腹痛、腹泻、呕吐、发烧、大便呈水样，有时伴有脓血和黏液，严重者有脱水、便血等症状。

3.预防措施：

（1）注意熟食存放环境的卫生，尤其要避免熟食直接或间接地与生食品接触。

（2）不生食或加热不彻底的动物性食品，制作冷荤凉菜时，生食蔬菜水果应注意清洗干净，剩饭剩菜应充分加热后食用。

（3）养成良好个人卫生习惯，饭前便后、食品加工操作前要洗手。

（五）李斯特菌

李斯特菌在环境中无处不在，在绝大多数食品中都能找到李斯特菌。肉类、蛋类、禽类、海产品、乳制品、蔬菜等都已被证实是李斯特菌的感染源。其中单增李斯特菌是唯一能引起人类疾病的，在60～70℃下经20分钟可将其杀灭。

1.致病原因：

食用了被李斯特菌污染的肉类、蛋类、禽类、海产品、乳制品等食物引起的中毒。

2.主要症状：

初期主要表现为恶心、呕吐、发烧、头疼，似感冒症状，伴有败血症、脑膜炎等，孕妇感染可导致流产，重者可出现早产或死产。

3.预防措施：

（1）冰箱内的食物应注意保存期限，取出食物后应彻底加热后食用。

（2）牛奶应煮沸后食用。

（3）食用腌渍食品要注意，避免食物中毒。

（4）加工时注意生熟分开，不可使用同一个案板切配熟食和冷冻食品。

（六）志贺氏菌

志贺氏菌属包括许多致病菌，食物中毒主要是由宋内氏志贺氏菌引起的，其次是福氏志贺氏菌和痢疾志贺氏菌。志贺氏菌光照30分钟即可被杀死，58～60℃加热10～30分钟便会死亡。

1.致病原因：

食用了被志贺氏菌污染的熟肉制品、冷盘、凉拌菜等食物引起的食物中毒。

2.主要症状：

症状为剧烈腹痛、腹泻（水样便，可带血和黏液）、发热、里急后重症状显著，严重者出现痉挛和休克。

3.预防措施：

（1）不食用病死禽畜肉。

（2）食品加工过程中，严防生熟、荤素交叉污染。

（3）食品应充分加工，饭菜要煮熟，制作凉菜时，菜要洗净，可以选择凉菜热做。

（4）养成良好卫生习惯，饭前便后要洗手。

（七）变形杆菌

变形杆菌食物中毒是由于摄入大量不产毒的致病活菌，并在小肠内繁殖引起感染，或部分变形杆菌产生肠毒素，使食用者发生急性肠胃炎所致。

1.致病原因：

食用了被变形杆菌污染的食品引起的中毒。

2. 主要症状：

临床表现为骤起腹痛，继而腹泻，恶心、呕吐、头晕、头痛、全身无力、肌肉酸痛等。重症患者的水样便中伴有黏液和血液。

3.预防措施：

（1）养成良好卫生习惯，食品加工前要洗手。

（2）加强环境卫生与食品卫生管理，合理储存熟肉，剩饭剩菜食用前应充分加热。

（3）加强卫生监督，避免生熟、荤素交叉污染。

（八）蜡样芽孢杆菌

蜡样芽孢杆菌在28～35℃适宜温度可大量繁殖。被该菌污染的食物在通风不良及较高温度条件下，其芽孢便可发芽并产生毒素，若食用前不加热或加热不彻底，即可引起食物中毒。

1.致病原因：

食用了被蜡样芽孢杆菌污染的食品，包括乳及乳制品、肉类制品、蔬菜、米粉、米饭等引起的食物中毒。

2.主要症状：

（1）呕吐：主要表现为恶心、呕吐，少数表现为腹痛、腹泻及体温升高。此外，亦可见头晕、四肢无力、口干等症状。

（2）腹泻：以腹痛、腹泻为主要症状，一般不发热，可有轻度恶心，但极少有呕吐。

3. 预防措施：

（1）剩饭、剩面类食物应彻底加热。

（2）食物应充分加热，不宜放置于室温过久。如不立即食用，应尽快冷却，低温保存，食前再加温。

（3）注意食品的加工和储存卫生，防止交叉污染。

（九）空肠弯曲菌

空肠弯曲菌在所有的肉食动物粪便中的出现比例较高，其中以家禽粪便中含量较高。空肠弯曲菌抵抗力不强，易被杀灭，56℃下5分钟即可杀灭。

1.致病原因：

食用了被空肠弯曲菌污染的食品，如奶、肉及其制品等引起的中毒。

2．主要症状：

腹痛、腹泻，伴头痛、恶心、呕吐、发烧、肌肉酸痛等症状。

3.预防措施：

（1）乳品加工时，应充分煮熟或灭菌。

（2）动物性食品应充分加工。

（3）养成良好卫生习惯，食品加工前要洗手。

（十）肉毒梭菌

肉毒梭菌食物中毒是由肉毒梭菌造成的外毒素即肉毒素所造成。肉毒梭菌芽孢抵抗力强，须经高压蒸汽121℃、时间30分钟可以将其杀掉。肉毒素是一种强烈的神经毒素，毒副作用比氰化钾强一万倍。

1.致病原因：

食用了被肉毒梭菌污染的食物引起的中毒。

2.主要症状：

起初症状为头晕、头痛、乏力、恶心、呕吐，之后患者会出现眼内外肌瘫痪，表现为眼部的一些症状，如视力模糊、复视、吞咽困难等。

3.预防措施：

（1）严格清洗食品原材料。

（2）注意食品的加工和储存卫生，加工后的食品避免在高温、缺氧的条件下存放，应迅速冷却并在低温环境下储存。

（3）成品包装食品如出现鼓盖或胀袋时，避免使用加工。

第二节　化学性食物污染防控

2.1　化学性食物污染的特点

1.潜伏期短，进食量大者病情重。

2.发病率高，发病常有群体性，有共同食用某种食品的病史，病人临床表现相同。

3.发病一般无明显地域、季节特点，人间无传染性。

4.个别慢性化学性食物中毒可造成人体细胞损害，具有致癌、致畸、致突变作用。

2.2　化学性食物污染的常见原因

1.食品原料在种植养殖过程中通过环境或人为受到化学性有毒有害物质的污染或食用了有毒农药、兽药残留的食品。

2.食品中含有的天然有毒物质，在食品加工中未能有效去除，如豆浆未煮熟导致胰蛋白酶抑制物未彻底去除、豆角中皂素未完全破坏、河豚毒素未清除干净等。

3.食品在加工过程中受到化学性有毒有害物质的污染，如误将亚硝酸盐当作食盐使用。

4.使用有毒有害物质，如发芽的马铃薯、毒蘑菇等。

2.3　食品加工中如何预防化学性食物污染

1.蔬菜水果粗加工中应充分清洗，可使用食品洗涤剂浸泡清洗或选择焯水等措施充分去除农残。

2.充分加工。对于像豆角、豆浆等未充分加热就会造成食物中毒的食物，应煮熟煮透，充分加工。

3.食品添加剂应专人专管，上锁管理。避免错用、乱用、重复用。

4.加强食品卫生管理，注意对食品原材料进行卫生检验检疫。

2.4 常见的化学性食物污染及防控措施

（一）亚硝酸盐

亚硝酸盐，一类无机化合物的总称。肉类制品中允许作为发色剂限量使用，由亚硝酸盐引起食物中毒的机率较高，食入0.3～0.5g的亚硝酸盐即可引起中毒，3g导致死亡。

1. 致病原因：

误将亚硝酸盐当食盐加入食品中或食用腌制未达期的腌渍食品，导致中毒。

2. 主要症状：

1）由于组织缺氧引起的紫绀现象，如口唇、舌尖、指尖青紫，重者眼结膜、面部及全身皮肤青紫。

2）头晕、头疼、乏力、心跳加速、嗜睡或烦躁、呼吸困难、恶心、呕吐、腹痛、腹泻，严重者昏迷、惊厥、大小便失禁，可因呼吸衰竭而死亡。

3.预防措施：

（1）保持蔬菜新鲜，禁止使用腐烂变质蔬菜。勿使用刚腌渍的菜进行烹饪加工，腌菜时盐应稍多，至少待腌制15天以上再食用。

（2）肉制品中硝酸盐和亚硝酸盐的用量应严格按国家卫生标准的规定，不可多加。

（3）不使用苦井水煮饭、煮粥，尤其勿存放过夜。

（4）做好食品添加剂的管理，妥善保管亚硝酸盐，防止错把其当成食盐或碱误用而中毒。

（二）"瘦肉精"

盐酸克伦特罗又称"瘦肉精"。人食用含过量瘦肉精的禽畜肉和内脏可导致急性中毒，其潜伏期可在15分钟～24小时，多为2～4小时。我国自2002年9月10日起在中国境内禁止在饲料和动物饮用水中使用盐酸克伦特罗。

1.致病原因：

食用了含瘦肉精的禽畜肉或内脏导致食物中毒。

2.主要症状：

头晕、心慌、心悸、心动过速、肌肉震颤、代谢紊乱、低血钾、外周血白细胞降低等。长期慢性食用，可致染色体畸变，诱发恶性肿瘤。

3.预防措施：

（1）源头控制，加强法律法规教育宣讲，严禁饲料中掺入瘦肉精。

（2）加强检验检疫，加强监管，严防含瘦肉精畜肉进入市场。

（3）购买猪肉时，不购买肉色鲜红、肥瘦比例明显不正常的猪肉。

（4）选择有资质、检疫合格的商店进购肉食，每次购买时均向商店索要检验检疫合格等相关证明。

（三）有机磷农药

有机磷农药是一类杀虫效果好、分解快、残留少的广谱杀虫剂，具有类似大蒜的特殊臭味，有机磷农药在食物中残留的时间短，其毒性以急性毒性为主，慢性中毒较少。

1.致病原因：

误食有机磷农药超标的食品，导致中毒。

2.主要症状：

食欲减退、恶心、呕吐、腹痛、腹泻、流涎、多汗、视力模糊、瞳孔缩小、呼吸道分泌增多，严重时出现肺水肿。

3. 预防措施：

（1）加强有机磷农药的管理，专人负责。

（2）避免有机磷农药与食物接触，不可用盛过农药的容器盛放食物。

（3）运输过有机磷农药的容器和交通工具应彻底消毒后再装运食物。

（4）喷洒过有机磷农药的农作物要严格执行安全采摘间隔期，在喷洒农药过程中禁止吸烟、吃东西，事后及时清洗手、脸等。

（5）根据农作物、虫害种类科学选择农药种类、剂量，避免过度使用。

（6）严格检验检疫，测定农药残留，以防中毒。

（7）购买蔬菜时，及时向商家索要检验检疫合格证明。

（四）有机氯农药

有机氯农药中毒是由六六六、滴滴涕、氯丹、毒杀芬等有机氯类农药进入人体引起的中毒。其在动物体内蓄积作用明显，长期蓄积可造成慢性中毒。

1. 致病原因：

误食被有机氯农药污染的食品导致中毒。

2. 主要症状：

剧烈呕吐、出汗、流涎、视力模糊、肌肉震颤、抽搐、心悸、昏睡等；重者呈癫痫样发作，昏迷，甚至呼吸衰竭，亦可引起肝、肾损害。

3. 预防措施：

（1）加强有机氯农药的管理，专人负责。

（2）避免有机氯农药与食物接触，不可用盛过农药的容器盛放食物。

（3）运输过有机氯农药的容器和交通工具应彻底消毒后再装运食物。

（4）喷洒过有机氯农药的农作物要严格执行安全采摘间隔期，在喷洒农药过程中禁止吸烟、吃东西，事后及时清洗手、脸等。

（5）根据农作物、虫害种类科学选择农药种类、剂量，避免过度使用。

（6）购买蔬菜时，及时向商家索要检验检疫合格证明。

（7）严禁使用因有机氯农药中毒死亡的动物进行加工食用。

（五）拟除虫菊酯类农药

拟除虫菊酯是一类具有高效、广谱、低毒和能生物降解等特性重要的合成杀虫剂。其杀虫毒力比老一代杀虫剂如有机氯、有机磷、氨基甲酸酯类提高10～100倍。拟除虫菊酯类对人类低毒，主要有氯氰菊酯（灭百可）、溴氰菊酯（敌杀死）、杀灭菌酯（速灭杀丁）等。

1.致病原因：

误食被拟除虫菊酯类农药污染的食品导致的中毒。

2.主要症状：

头晕、头痛、恶心、呕吐、纳差、乏力、流涎、心慌、视力模糊、精神萎靡等，重者有呼吸增快、呼吸困难、心悸、脉搏增快、血压下降、阵发性抽搐或惊厥、角弓反张、发绀、肺水肿、昏迷。病情迁延多日，危重者可导致死亡。

3.预防措施：

（1）加强拟除虫菊酯类农药的管理，专人负责。

（2）避免拟除虫菊酯类农药与食物接触，不可用盛过农药的容器盛放食物。

（3）运输过拟除虫菊酯类农药的容器和交通工具应彻底消毒后再装运食物。

（4）喷洒过拟除虫菊酯类农药的农作物要严格执行安全采摘间隔期，在喷洒农药过程中禁止吸烟、吃东西，事后及时清洗手、脸等。

（5）根据农作物、虫害种类科学选择农药种类、剂量，避免过度使用；

（6）购买蔬菜时，及时向商家索要检验检疫合格证明。

（7）严禁使用因拟除虫菊酯类农药中毒死亡的动物进行加工食用。

（六）砷化合物

砷化合物中毒是由三氧化二砷（又名信石、砒霜）、砷酸钙和亚砷酸钠等砷化食物进入人体引起的中毒。砷在自然界的土壤和水中广泛存在，几乎所有的食品中都含有砷。虽然砷元素本身无毒，但高浓度的砷化合物毒性较强，尤以三价砷的毒性最大。

1. 致病原因：

误食被砷化合物污染的食品或将砒霜当白糖、小苏打使用，导致中毒。

2. 主要症状：

急性中毒表现为恶心呕吐、腹痛腹泻、米泔水样大便等急性胃肠炎症状，以及烦躁、痉挛及昏迷等神经系统损害症状。慢性中毒可表现为慢性胃肠炎、中毒性肝炎、中毒性肾病、周围神经炎等多器官损害。

3. 预防措施：

（1）加强管理和技术指导，防止砷化合物接触皮肤或误服。

（2）标识清晰，避免误用。

（七）酸败油脂

"油脂酸败"指油脂和含油脂的食品，在贮存过程中经生物、酶、空气中的氧的作用，而发生变色、气味改变等变化，常可造成不良的生理反应或食物中毒。

1. 致病原因：

食用了发生酸败的油脂或含有酸败油脂的食物引起的食物中毒。

2. 主要症状：

油脂酸败引起的一般急性中毒症状为呕吐、腹泻、腹痛、水样便、头痛、无力、发热等。

3. 预防措施：

（1）不购买没有资质的小作坊生产的食用油。

（2）储存食用油应做到避光、密封、低温等，防止酸败。

（3）不使用已经发生了酸败的食用油。

（八）三聚氰胺

三聚氰胺，被用作化工原料，不可用于食品加工或食品添加物。根据相关计算，每100g牛奶中每加1g三聚氰胺可使奶中蛋白质虚高4g，因此不法分子，在奶中添加三聚氰胺，造成食用的婴幼儿食物中毒。

1.致病原因：

食用含有三聚氰胺的乳制品导致的中毒。

2.主要症状：

婴幼儿出现"大头"现象，出现胆结石。成人表现为后腰局部胀痛，伴随小便困难、乏力、恶心，膀胱、肾部结石，可诱发膀胱癌。

3.预防措施：

（1）加强法治宣传，严禁在乳制品中添加三聚氰胺。

（2）不购买来源不明的牛奶、奶粉及奶制品。

第三节　真菌性食物污染防控

3.1　真菌性食物污染的特点

1.真菌毒素一般耐热，加热不易破坏真菌毒素。

2.真菌毒素无传染性和免疫性。

3.中毒事件有明显的季节性和地域性特点。

4.被真菌污染的食品，往往在外观、味道有明显改变。

3.2 真菌性食物污染的常见原因

1.油料、粮食在储存过程中发生霉变。

2.使用未经处理过的霉变食物原材料进行加工食用。

3.3 食品加工中如何预防真菌性食物污染

1.加强粮食和食品的防霉措施，粮食、食品应在干燥和低温条件下保存。

2.可合理选择使用防霉剂。

3.当食品原材料已经被真菌污染，应使用适当方法对食品原材料进行去毒后再使用。

3.4 常见的真菌性食物污染及防控措施

（一）黄曲霉毒素

黄曲霉毒素可由黄曲霉菌、青霉菌和其他曲霉菌产生，这些真菌主要寄生于花生、玉米、大米、小麦等谷物及油料。1993年黄曲霉毒素被世界卫生组织（WHO）的癌症研究机构划定为1类致癌物，是一种毒性极强的剧毒物质。

1.致病原因：

误食了被黄曲霉毒素污染的食物导致的食物中毒。

2.主要症状：

早期有胃部不适、腹胀、呕吐、厌食、肠鸣音亢进、一过性发热及黄疸等；2~3周后出现腹水、下肢水肿、脾脏增大变硬、胃肠道出血、昏迷甚至死亡。

3.预防措施：

（1）注意花生、玉米、大米、小麦等谷物及油料的保管和储藏，防止其发生霉变。

（2）严格控制粮食储存仓库的水分及环境相对湿度。

（3）保持菜板、筷子干燥，及时清洗、及时沥水，防止霉变。

（4）不使用霉烂、长毛的粮粒，吃到发苦的坚果、瓜子及时吐出。

（二）黄变米

中毒主要见于大米，也可发生在小麦和玉米，特点是米粒变黄。大米在储存时，若水分含量过多，容易被青霉菌（毒青霉、橘青霉、岛青霉等菌）寄生于稻谷上，条件适合时产生多种毒素，如黄绿青霉素、黄天精、橘青霉素等，由此引起米变黄。

1.致病原因：

误食了被有毒霉菌污染的黄变米导致的食物中毒。

2.主要症状：

不同种类的黄变米毒素会造成不同的临床中毒症状：

（1）黄绿青霉素黄变米食物中毒：以中枢神经麻痹为主，重者发生呼吸麻痹。

（2）黄天精黄变米食物中毒：造成肝脏病变，引起脂肪变性，导致肝硬化。

（3）橘青霉素黄变米食物中毒：有肾脏毒性，可致肾脏肿大、肾小管坏死等。

3.预防措施：

（1）可采取暴晒、烘干等措施，严格控制稻谷水分。

（2）大米储存环境应干燥、通风、清洁，避免霉变。

（3）不使用已经发黄、霉变的大米。

（三）赤霉病麦

赤霉病麦是由于霉菌中的镰刀菌感染了麦子所致，其中最主要的为禾谷镰刀菌。赤霉病麦引起中毒的有毒成分为赤霉病麦毒素。从外观上看，赤霉病麦粒的颜色灰暗带红，谷皮皱缩并有胚芽发红的特征，肉眼即可将病粒挑出。

1.致病原因：

误食了被赤霉菌污染的食物导致的食物中毒。

2.主要症状：

症状主要有头昏、腹胀、眩晕、恶心、呕吐、全身乏力，少数伴有腹泻、流涎、颜面潮红，个别重患者可有呼吸、脉搏加快，体温及血压升高。

3.预防措施：

（1）加强田间管理，防止赤霉菌田间侵袭。

（2）仓库储存时采取防霉措施，加强翻晒、通风，控制粮食水分。

（3）做好病麦分离工作，减少粮食中的病麦粒和毒素。

（4）不食用病麦。

（四）霉变甘蔗

甘蔗多盛产于我国南方，运至北方后通常经过一个冬天的贮存于次年春季才出售。由于贮存不当，霉菌大量繁殖，甘蔗发生霉变，食后即可中毒。霉变甘蔗质软，瓤部比正常甘蔗色深，呈浅棕色，闻之有轻度霉味。

1.致病原因：

误食霉变的甘蔗导致的食物中毒。

2.主要症状：

症状主要有恶心、呕吐、腹痛、腹泻，随后出现神经系统症状，如头晕、头痛、眼黑和复视，甚至昏迷。

3.预防措施：

（1）甘蔗必须于成熟后方可收割。

（2）贮存期不可过长，已变质的霉变甘蔗严禁出售。

第四节　有毒动植物食品中毒及卫生防控

4.1　有毒动植物食物中毒定义及特点

1.有毒动植物食物中毒的定义：指患者误食有毒动植物或食用方法不当而引起的食物中毒。

2.有毒动植物食物中毒常有以下特点：

（1）季节性和地域性与有毒动植物的分布相关。

（2）潜伏期短，多数在十分钟至十多个小时内发病。

（3）以散发为主，无传染性。

4.2　有毒动植物食物中毒的常见原因

1.食品原材料储存条件不当导致形成某种有毒成分。

2.食品原材料未经妥善处理或加工处理不当食用导致中毒。

4.3　食品加工中如何预防有毒动植物食物中毒

1.购买新鲜、有资质的食品原材料。

2.食品原材料储存应符合其适宜条件。

3.食材应充分加工加热。

4.4 常见的有毒动植物食物中毒

（一）河豚食物中毒

河豚肉味鲜美、营养丰富，被誉为"菜肴之冠"，但其卵巢、肝脏、肾脏、眼睛、血液中含有剧毒，处理不当或误食，轻者中毒，重者丧命。河豚毒素一般烹调手段难以破坏，中毒后也缺乏有效的解救措施。

1.中毒原因：

食用了没有经过正确处理的河豚导致的食物中毒。

2.主要症状：

早期有恶心、呕吐、厌食、腹痛、腹泻等症状；随后出现全身麻木、眼睑下垂、四肢无力、步态不稳，严重者会因呼吸困难导致死亡。

3.预防措施：

（1）加强河豚相关知识宣传，避免因误食或处理不当导致食物中毒。

（2）水产部门在供销零售中发现河豚时，应集中送相关部门加工处理，不能随意加工出售。

（3）河豚的制作人员应经过专业培训，没有相关资质的人员，禁止开展加工、制作、售卖等活动。

（二）发芽土豆食物中毒

发芽土豆食物中毒指进食发芽或未成熟的马铃薯后引起的一系列中毒症状。马铃薯中含有龙葵素，误食会导致食物中毒。

1.中毒原因：

食用了发芽、未成熟或青紫色皮的马铃薯导致的食物中毒。

2.主要症状：

症状有上腹部灼烧感或疼痛，后出现恶心、呕吐、腹痛、腹泻等胃肠道症状；还可出现头晕、头痛、呼吸困难，甚至死亡。

3.预防措施：

（1）不食用发芽或未成熟、青紫色皮的马铃薯。

（2）马铃薯应在干燥、通风、低温的环境下储存。

（3）发芽或青紫皮但未腐烂的马铃薯可挖去发芽部位，浸泡半小时以上，倒掉浸泡水，烹饪时，加醋烧熟，方可食用。

（三）豆皂素食物中毒

四季豆、黄豆、菜豆等豆类中含有豆皂素、植物血球凝集素、胰蛋白酶抑制物等有毒物质，在生食或未煮熟的情况下食用可引起食物中毒。

1.中毒原因：

食用了未煮熟的四季豆、豆浆导致的食物中毒。

2.主要中毒症状：

恶心、呕吐、腹痛、腹泻等胃肠炎症状，同时伴有头痛、头晕、出冷汗等神经系统症状。

3.预防措施：

（1）不可生食四季豆、菜豆。

（2）豆类食品应煮熟煮透后再食用。

（3）豆浆存在假沸现象，煮沸10分钟以上方可食用。

（四）毒蕈食物中毒

毒蕈又称毒蘑菇，在自然界分布广泛，目前在我国已知有100种左右的毒蕈，毒蕈中毒素成分复杂，一种毒蕈有一种或多种毒素共同存在，中毒症状也因毒素的不同而异。

1.中毒原因：

食用了毒蕈导致的食物中毒。

2.主要中毒症状：

因毒素不同，临床症状各异，包括：

（1）胃肠症状：恶心、呕吐、腹痛、剧烈腹泻，严重者可伴有消化道出血。

（2）中枢神经症状：谵妄、幻觉、惊厥、抽搐、昏迷、呼吸抑制等。

（3）溶血症状：出现贫血、黄疸、血红蛋白尿、肝脾肿大等。

（4）肝脏损害：肝肿大、黄疸、肝功异常等。

3.预防措施：

（1）加强宣传教育，不随便采食菌菇。

（2）对于颜色鲜艳、有白色乳汁渗出的菌菇，不要采食，避免中毒。

第五节　烹调加工造成的食品污染及防控

5.1 高温烹调产生的有害物质

1.多环芳烃类化合物

（1）多环芳烃类化合物是指两个以上苯环以稠环形式相连的化合物，是有机化物不完全燃烧和地球化学过程中产生的一类致癌、致畸、致突变的物质。在目前已知的20多种致癌性多环芳烃中，苯并芘的致癌性最强。

（2）主要是环境和食品加工过程的污染产生多环芳烃类化合物。其中，加工过程被认为是最主要的方式，包括食品的熏制、烘干、炭烤和油炸时，局部温度超过200℃以上，会产生多环芳烃类致癌物，对人体的健康具有很大的危害性。

2.杂环胺类化合物

（1）杂环胺类化合物是肉品在热加工过程中形成的一类具有致癌、致突变的杂环芳香族化合物。

（2）富含蛋白质的食物在热加工过程中局部过热，烹调时间越长，油炸温度过高或红烧焖炖时不慎将菜肴烧煳，都会产生杂环胺类物质。

（3）杂环胺类化合物主要有致突变和致癌、心肌毒的作用。

3.丙烯酰胺

（1）丙烯酰胺是一种对人体有神经毒性和潜在致癌性的物质。2002年首次发现在高温油炸后的富含碳水化合物食品中，引起了世界各国研究者的广泛关注。

（2）食品中丙烯酰胺的含量差异较大，主要受原料、加工烹调方式等多种因素影响。

（3）在食品加工前检测不到丙烯酰胺，在加工温度较低如用水煮时，丙烯酰胺含量相当低。

（4）富含碳水化合物和氨基酸的食品在高温加工（120℃以上）的过程中形成丙烯酰胺，140～180℃为生成的最佳温度。

（5）丙烯酰胺在高温油炸淀粉类食品中含量较高，例如炸薯片、炸薯条、油条、薄脆等煎炸食品。

5.2 科学防范措施

1.多环芳烃类化合物的预防控制措施：

（1）防止环境空气、水体的污染，避免食品在加工过程中受到多环芳烃类化合物的污染。

（2）改进熏制、烘烤等容易产生多环芳烃类化合物的食品加工工艺。

（3）避免食物与火焰接触，远距离烧烤。

（4）减少干燥和烟熏过程中多环芳烃类化合物的产生。

（5）食品加工过程中避免采用高温煎炸方式，避免油炸时间过长，油温控制在200℃以下。

2.杂环胺类化合物的预防控制措施：

（1）改变不良烹调方式和饮食习惯，避免使烹调温度过高，不食用烧焦食物。

（2）增加新鲜蔬菜水果的摄入量对防止杂环胺的危害有积极作用。

3.丙烯酰胺的预防控制措施：

（1）减少食品中丙烯酰胺的产生。减少或消除形成丙烯酰胺的前体物质，控制原料中游离氨基酸和还原糖含量。例如面制品，加工前采用酵母发酵是降低其产生的有效途径。热水浸泡可显著降低土豆生成丙烯酰胺的量。

（2）改变加工条件和加工方式。温度是影响丙烯酰胺产生的最主要因素之一，适当降低油炸温度可减少食品中丙烯酰胺的产生。

（3）加热时间是影响丙烯酰胺产生的另一个主要因素，在食品做熟的情况下，适当减少加热时间可减少丙烯酰胺最终生成量。

第六节　食品容器及包装材料对食品的污染与防控

6.1 食品容器及包装材料的分类

餐饮业常用的食品容器及包装材料包括塑料类材料、金属类材料、纸类材料、玻璃类材料、陶瓷类材料等。

6.2 食品容器及包装材料的安全性

1.塑料制品

（1）PET（聚对苯二甲酸乙二醇酯）聚对苯二甲酸乙二醇酯经常被用来制造塑料瓶、饮料瓶等产品，装高温液体或加热易变形而且会溶出对人体有害的物质。PET的用途仅适用于常温或冷饮。

（2）LDPE（低密度聚乙烯）低密度聚乙烯又称高压聚乙烯，是一种塑料材料。低密度聚乙烯的主要用途用于制作保鲜膜、塑料膜等材料，还用于注塑制品，医疗器具，药品和食品包装材料等。这种塑料做的保鲜膜的耐热性不强，合格的PE保鲜膜在温度超过110℃时会出现热熔现象，留下一些人体无法分解的塑料制剂，切莫加热使用。如果用保鲜膜包裹食物直接加热，高温下，食物中的油脂很容易将保鲜膜中的有害物质溶解出来，对人体健康产生危害。

（3）PP（聚丙烯）聚丙烯塑料是最常见的塑料之一，用途十分广泛。可制成任何产品的塑料包装，如食品专用塑料袋、食品塑料盒、食品吸管等。安全无毒，耐低温和高温性能好，可在微波炉中使用，经过清洁干净后可重复使用。

（4）PS（聚苯乙烯）聚苯乙烯通常用于制作碗装方便面盒、快餐盒、一次性食品包装盒等，它具有良好的耐寒性和性能。聚苯乙烯盒不能放在微波炉中，以防温度过高时有毒物质释放；耐酸碱性差，因此不适合装载酸性食品，以避免致癌物质的分解。

（5）PC（聚碳酸酯树脂）聚碳酸酯树脂广泛用于塑料容器生产，多用于制作运动杯、水壶、瓶子等。PC不要在阳光下直晒，不能加热，若超过一定温度残留的有毒物质双酚A会迁移释放，对人体有害。因此，使用PC水瓶应按其盛放水的温度标准来使用，使用此塑料容器时要严格按说明书盛装食品用正确的方法存放和消毒，避免反复使用已老化或有破损的制品，以免增加双酚A释放的速度及浓度。

（6）HDPE（高密度聚乙烯）高密度聚乙烯在食品包装中的常见用途是超市中使用的塑料袋。高密度聚乙烯是一种结晶度高、非极性的热塑性树脂，其熔化温度在120～160℃之间，一般的使用温度应该控制在100℃以内，因此，不能高温使用HDPE塑料袋，不要循环使用高密度聚乙烯质的制品，应该按时、及时更换，废旧制品应做好回收分类，防止污染环境，造成二次污染。

（7）PVC（聚氯乙烯）用于制作保鲜膜，可塑性优良，价钱便宜，不耐热，不能循环使用，对光和热的稳定性差，在100℃以上或经长时间阳光曝晒，就会分解而产生有毒有害物质。因此，PVC材质的食品保鲜膜使用时千万不要让它受热，不能用于油脂、酒精类食物，因为塑化剂可以溶解于脂肪、酒精中，会有一定风险。

2.金属食具

（1）铝制食具容器

铝制容器要与制造食品容器、包装材料的铝材质量有关。精铝纯度高，适合用于制造食品用容器、餐饮具；回收铝杂质含量高，混有铅、镉等有害金属和其他化学毒物，易造成食品的污染，不能用来制造食品用容器。

（2）铁制食具

铁制容器不宜长期存放食物，尤其是油类，易引起铁氧化腐蚀，铁锈可引起呕吐、腹泻、食欲不振等；其次食品工业中应限制使用白铁皮，白铁皮镀有锌层，接触食品后锌会迁移至食品，在食品工业中应用的大部分是黑铁皮。

（3）不锈钢食具

使用不锈钢食品容器时要注意不锈钢食具传热快，在受高温作用时，不锈钢中的镍会使容器表面呈现黑色，同时容易使食物中不稳定物质如色素、氨基酸、挥发性物质、淀粉等发生变性现象；同时还要注意不能使不锈钢容器与酒精接触，以防镉、镍游离。

3.食品包装纸

（1）常用的食品包装用纸有牛皮纸、羊皮纸和防潮纸等。牛皮纸主要用于外包装；羊皮纸可用于奶油、糖果、茶叶等食品的包装；防潮纸主要用于新鲜蔬菜等食品的包装。

（2）安全隐患来源于造纸原料中的污染物，造纸过程中添加的助剂残留、彩色颜料污染及成品纸表面的微生物及微尘杂质污染。包装纸在涂蜡、荧光增白处理过程中，违规使用含有较多的多环芳烃化合物和荧光增白化学污染物，二者是一种癌活性很强的化学物质，其残留的溶剂会迁移到食品中危害人体。

4.玻璃食具

（1）玻璃是一种惰性材料，以硅酸盐、碱性物质为主要原料，无毒无味、化学性质极稳定，广泛用于制造食品器皿（酒杯、调味品瓶等）、容器等。

（2）其安全隐患在于有色玻璃的着色剂主要为金属氧化物、三氧化二砷、红丹粉（四氧化三铅）等，这些金属可以从玻璃制品中溶出，危害健康，作为食品容器，最好选择无色透明的玻璃制品。

5.陶瓷食具容器

（1）陶瓷容器在食品包装中主要用于装酒、咸菜和传统风味食品。

（2）陶瓷容器的主要危害来源于制作过程中在坯体上涂的瓷釉、陶釉、彩釉等，釉料主要由铅、锌、镉、锑、钡、钛、铜、铬、钴等多种金属氧化物及其盐类组成；当使用陶瓷容器盛装酸性食品（如醋、果汁）和酒时，这些物质容易溶出而迁移入食品，造成污染。

6.3 防范措施

1.加强管理认真防范食品包装对食品的污染

所有与食品接触的材料及其制品都必须通过测试确认，产品已经达到食品级安全的要求。国家应加强食品包装安全性防护性设计的规范性，同时加强包装材料生产企业的技术监督，健全食品包装相关的法律法规，强化管理。

2.加强社会宣传提高消费者自我保护意识

消费者在购买食品包装材料时，要认真阅读商品标签，确保是食品专用，按照产品包装上规定的使用方法、温度范围使用。

第七节 食品添加剂与非法化学添加物

7.1 食品添加剂的定义及作用

1. 定义

《食品安全国家标准—食品添加剂使用标准》（GB 2760-2014）中具体对食品添加剂的定义是：为改善食品品质和色、香、味，以及为防腐、保鲜和加工工艺的需要而加入食品中的人工合成或者天然物质。食品用香料、胶基糖果中基础剂物质、食品工业用加工助剂也包括在内。

2. 食品添加剂的作用

（1）延长食品的贮藏期限。

（2）提高食品的营养价值。

（3）改善食品的组织结构。

（4）增强食品的可接受性。

（5）方便食品的加工操作。

（6）增加食品品种和方便性。

7.2 食品添加剂的种类及特征

1. 食品添加剂的种类

我国商品分类中的食品添加剂种类共有23类，包括防腐剂、着色剂、甜味剂、香料、膨松剂、酸度调节剂、抗氧化剂、增稠剂、乳化剂、膨松剂、增味剂、消泡剂、组织改良剂、面粉改良剂、营养强化剂等，含添加剂的食品达万种以上。

2.食品添加剂特征

（1）为加入食品中的物质，一般不单独作为食品食用。

（2）既包括人工合成的物质，也包括天然物质。

（3）加入目的是改善食品品质和色、香、味以及防腐、保鲜和加工工艺的需要。

7.3 正确使用食品添加剂

1.食品添加剂使用时应符合以下基本要求

（1）不能超范围使用食品添加剂。

（2）不能超量使用食品添加剂，安全用量参照《食品安全国家标准—食品添加剂使用标准》。

（3）要严格控制残留量。

（4）使用多种食品添加剂应避免化学反应产生有毒有害物质，同时使用多种相同功能的食品添加剂应符合加权计算原则。

（5）使用食品添加剂不能掩盖食品腐烂变质，不能掩盖食品本身或加工过程中的质量缺陷或以掺杂、掺假、伪造为目的，更不能对人体产生健康危害。

2.我国对食品添加剂的使用量规定

（1）GB 2760规定了食品添加剂的最大使用量或者残留量。

（2）某些食品添加剂及其衍生物，使用量应该按照其实际有效添加成分来计算。比如，丙酸及其钠盐、钙盐同一性质的防腐剂，最大使用量都是以其中的有效成分丙酸来计算的。

（3）同一功能的食品添加剂（例相同色泽着色剂、防腐剂、抗氧化剂）在混合使用时，各自用量占其最大使用量的比例之和不应超过1。

（4）某些食品添加剂可在特定的食品中按照生产需要适量使用。

（5）同一食品添加剂，在不同的食品中可能会有不同的添加要求。

7.4 食品添加剂的滥用

1. 主要包括超范围使用食品添加剂和超限量使用食品添加剂两种

（1）超范围使用食品添加剂是指超出了食品安全国家标准GB 2760、GB 14880所规定的某种食品中可以使用的食品添加剂的种类和范围，多见于用于伪装掺假和掩盖腐败变质食品。

（2）超限量使用食品添加剂是指食品生产加工过程中所使用的食品添加剂的剂量超出了食品安全国家标准GB 2760、GB 14880所规定能够使用的最大剂量。给消费者健康带来危害。

2. 食品中可能滥用的食品添加剂品种名单，见表7-1。

表7-1　食品中可能滥用的食品添加剂品种名单

序号	食品品种	可能易滥用的添加剂品种
1	渍菜（泡菜等）、葡萄酒	着色剂（胭脂红、柠檬黄、诱惑红、日落黄等）
2	水果冻、蛋白冻类	着色剂、防腐剂、酸度调节剂（己二酸）
3	腌菜	着色剂、防腐剂、甜味剂（糖精钠、甜蜜素等）
4	面点、月饼	乳化剂（蔗糖脂肪酸酯等、乙酰化单甘脂肪酸酯等）、防腐剂、着色剂、甜味剂
5	面条、饺子皮	面粉处理剂
6	糕点	膨松剂（硫酸铝钾、硫酸铝铵等）、水分保持剂磷酸盐类（磷酸钙、焦、磷酸二氢二钠等）、增稠剂（黄原胶、黄蜀葵胶等）、甜味剂（糖精钠、甜蜜素等）
7	馒头	漂白剂（硫黄）
8	油条	膨松剂（硫酸铝钾、硫酸铝铵）
9	肉制品和卤制熟食、腌肉料和嫩肉粉类产品	护色剂（硝酸盐、亚硝酸盐）
10	小麦粉	二氧化钛、硫酸铝钾
11	小麦粉	滑石粉
12	臭豆腐	硫酸亚铁
13	乳制品（除干酪外）	山梨酸
14	乳制品（除干酪外）	纳他霉素

序号	食品品种	可能易滥用的添加剂品种
15	蔬菜干制品	硫酸铜
16	"酒类"（配制酒除外）	甜蜜素
17	"酒类"	安赛蜜
18	面制品和膨化食品	硫酸铝钾、硫酸铝铵
19	鲜瘦肉	胭脂红
20	大黄鱼、小黄鱼	柠檬黄
21	陈粮、米粉等	焦亚硫酸钠
22	烤鱼片、冷冻虾、烤虾、鱼干、鱿鱼丝、蟹肉、鱼糜等	亚硫酸钠

7.5 常见违法添加的非食用物质

1.违禁添加非食用物质的危害

（1）破坏食品营养成分。

（2）长期低剂量食用可增加癌症发生的风险。

2．常见违法添加的非食用物质有48种，见表7-2。

表7-2　常见违法添加的非食用物质

序号	名称	可能添加的食品品种
1	吊白块	腐竹、粉丝、面粉、竹笋
2	苏丹红	辣椒粉、含辣椒类的食品（辣椒酱、辣味调味品）
3	王金黄、块黄	腐皮
4	蛋白精、三聚氰胺	乳及乳制品
5	硼酸与硼砂	腐竹、肉丸、凉粉、凉皮、面条、饺子皮
6	硫氰酸钠	乳及乳制品
7	玫瑰红B	调味品
8	美术绿	茶叶
9	碱性嫩黄	豆制品

序号	名称	可能添加的食品品种
10	工业用甲醛	海参、鱿鱼等干水产品、血豆腐
11	工业用火碱	海参、鱿鱼等干水产品、生鲜乳
12	一氧化碳	金枪鱼、三文鱼
13	硫化钠	味精
14	工业硫黄	白砂糖、辣椒、蜜饯、银耳、龙眼、胡萝卜、姜等
15	工业染料	小米、玉米粉、熟肉制品等
16	罂粟壳	火锅底料及小吃类
17	革皮水解物	乳与乳制品、含乳饮料
18	溴酸钾	小麦粉
19	β-内酰胺酶（金玉兰酶制剂）	乳与乳制品
20	富马酸二甲酯	糕点
21	废弃食用油脂	食用油脂
22	工业用矿物油	陈化大米
23	工业明胶	冰淇淋、肉皮冻等
24	工业酒精	勾兑假酒
25	敌敌畏	火腿、鱼干、咸鱼等制品
26	毛发水	酱油等
27	工业用乙酸	勾兑食醋
28	肾上腺素受体激动剂类药物（盐酸克伦特罗，莱克多巴胺等）	猪肉、牛羊肉及肝脏等、
29	硝基呋喃类药物	猪肉、禽肉、动物性水产品
30	玉米赤霉醇	牛羊肉及肝脏、牛奶
31	抗生素残渣	猪肉
32	镇静剂	猪肉
33	荧光增白物质	双孢蘑菇、金针菇、白灵菇、面粉
34	工业氯化镁	木耳
35	磷化铝	木耳
36	馅料原料漂白剂	焙烤食品
37	碱性橙II	黄鱼、鲍汁、腌卤肉制品、红壳瓜子、辣椒面和豆瓣酱

序号	名称	可能添加的食品品种
38	氯霉素	生食水产品、肉制品、猪肠衣、蜂蜜
39	喹诺酮类	麻辣烫类食品
40	水玻璃	面制品
41	孔雀石绿	鱼类
42	乌洛托品	腐竹、米线等
43	五氯酚钠	河蟹
44	喹乙醇	水产养殖饲料
45	碱性黄	大黄鱼
46	磺胺二甲嘧啶	叉烧肉类
47	敌百虫	腌制食品
48	邻苯二甲酸酯类物质	乳化剂类食品添加剂、使用乳化剂的其他类食品添加剂或食品等

第八节　餐饮单位食品安全事故应急处置

8.1 应急处置领导小组

1.餐饮单位应成立食品安全事故应急处置领导小组，当本单位食品安全事故发生时，按照制定的食品安全事故处置方案，应急处理食品安全事件。

2.在没有查明食品安全事故原因时，应急处置领导小组应当迅速做出反应，立即停止加工和服务部门的工作，保护好现场。

3.让操作人员及服务人员保持冷静，不要慌乱，听从应急处置领导小组的指挥，在本岗位工作区域内不要随意走动，等待监管部门的调查。

8.2 应急处置程序

1.及时报告

发生食品安全事故后，应立即向地县级人民政府食品安全监督管理部门及卫生行政部门报告。报告内容有：发生食品安全事故的单位、地址、时间、中毒人数及死亡人数，主要临床表现及可能引起中毒的食物等。并按照相关部门的要求采取控制措施，立即停止生产经营活动，封存导致或者可能导致食品安全事故的食品及其原料、工具及用具、设备设施和处置现场。

2.立即抢救

在第一时间组织人员，立即将中毒者送当地医院（120），配合医务人员抢救。

3.保护现场

发生食物中毒后，在向有关部门报告的同时要保护好现场和可疑食物，现场不让无关人员进出。病人吃剩的食物不要急于倒掉，食品用工具容器、餐饮具等不要急于冲洗，病人的排泄物（呕吐物、大便）要保留，提供留样食物。

4.配合调查处理

要配合食品安全监督管理部门进行食品安全事故调查处理，如实反映食品安全事故情况。将病人所吃的食物、进餐总人数，同时进餐而未发病者所吃的食物，病人中毒的主要特点，可疑食物的来源、质量、存放条件、加工烹调的方法和加热的温度、时间等情况如实向有关部门反映。

8.3 事故总结分析

1.总结报告

对事故的处理进行总结，内容包括食品安全事故鉴定结论，事故原因分析和影响因素；建立监测，预警系统；加强员工平时的卫生安全知识培训；提出今后对类似事故的防范和处置建议。

2. 事故责任追究

对事故延报、谎报、瞒报、漏报或处置不当的，要追究当事人责任；要尽力做好中毒人员的安抚工作，确保不让事态扩大。未经允许，任何人不得自行散布事故情况信息，造成严重后果的要追究其法律责任。

附录A

术语与定义

1.原料

指供加工制作食品所用的一切可食用或者饮用的物质。

2.半成品

指原料经初步或部分加工制作后，尚需进一步加工制作的食品，不包括贮存的已加工制作成成品的食品。

3.成品

指已制成的可直接食用或饮用的食品。

4.餐饮服务场所

指与食品加工制作、供应直接或间接相关的区域，包括食品处理区、就餐区和辅助区。

5.食品处理区

指贮存、加工制作食品及清洗消毒保洁餐用具（包括餐饮具、容器、工具等）等的区域。根据清洁程度的不同，可分为清洁操作区、准清洁操作区、一般操作区。

6.清洁操作区

指为防止食品受到污染，清洁程度要求较高的加工制作区域，包括专间、专用操作区。

7.专间

指处理或短时间存放直接入口食品的专用加工制作间，包括冷食间、生食间、裱花间、中央厨房和集体用餐配送单位的分装或包装间等。

8.专用操作区

指处理或短时间存放直接入口食品的专用加工制作区域，包括现榨果蔬汁加工制作区、果蔬拼盘加工制作区、备餐区（指暂时放置、整理、分发成品的区域）等。

9.准清洁操作区

指清洁程度要求次于清洁操作区的加工制作区域，包括烹饪区、餐用具保洁区。

10.烹饪区

指对经过粗加工制作、切配的原料或半成品进行热加工制作的区域。

11.餐用具保洁区

指存放清洗消毒后的餐饮具和接触直接入口食品的容器、工具的区域。

12.一般操作区

指其他处理食品和餐用具的区域，包括粗加工制作区、切配区、餐用具清洗消毒区和食品库房等。

13.粗加工制作区

指对原料进行挑拣、整理、解冻、清洗、剔除不可食用部分等加工制作的区域。

14.切配区

指将粗加工制作后的原料，经过切割、称量、拼配等加工制作成为半成品的区域。

15.餐用具清洗消毒区

指清洗、消毒餐饮具和接触直接入口食品的容器、工具的区域。

16.就餐区

指供消费者就餐的区域。

17.辅助区

指办公室、更衣区、门厅、大堂休息厅、歌舞台、卫生间、非食品库房等非直接处理食品的区域。

18.中心温度

指块状食品或有容器存放的液态食品的中心部位的温度。

19.冷藏

指将原料、半成品、成品置于冰点以上较低温度下贮存的过程，冷藏环境温度的范围应在0～8℃。

20.冷冻

指将原料、半成品、成品置于冰点温度以下，以保持冰冻状态贮存的过程，冷冻温度的范围宜低于-12℃。

21.交叉污染

指食品、从业人员、工具、容器、设备、设施、环境之间生物性或化学性污染物的相互转移、扩散的过程。

22.分离

指通过在物品、设施、区域之间留有一定空间，而非通过设置物理阻断的方式进行隔离。

23.分隔

指通过设置物理阻断如墙壁、屏障、遮罩等方式进行隔离。

24.特定餐饮服务提供者

指学校（含托幼机构）食堂、养老机构食堂、医疗机构食堂、中央厨房、集体用餐配送单位、连锁餐饮企业等。

25.高危易腐食品

指蛋白质或碳水化合物含量较高〔通常酸碱度（pH）大于4.6且水分活度（Aw）大于0.85〕，常温下容易腐败变质的食品。

26.现榨果蔬汁

指以新鲜水果、蔬菜为原料，经压榨、粉碎等方法现场加工制作的供消费者直接饮用的果蔬汁饮品，不包括采用浓浆、浓缩汁、果蔬粉调配而成的饮料。

27.现磨谷物类饮品

指以谷类、豆类等谷物为原料，经粉碎、研磨、煮制等方法现场加工制作的供消费者直接饮用的谷物饮品。

餐饮服务化学消毒常用消毒剂及
使用注意事项

一、常用消毒剂及适用范围

1.漂白粉

主要成分为次氯酸钠，此外还有氢氧化钙、氧化钙、氯化钙等。配制水溶液时，应先加少量水，调成糊状，再边加水边搅拌成乳液，静置沉淀，取澄清液使用。漂白粉可用于环境、操作台、设备、餐饮具等的涂擦和浸泡消毒。

2.二氧化氯消毒剂

可用于一般物体表面，餐饮具、食品容器、工具和设备、蔬菜、水果等的消毒以及生活饮用水的消毒处理。因氧化作用极强，使用时应避免接触油脂，防止加速油脂氧化。二氧化氯消毒剂使用时应现用现配。

3.过氧化物类消毒剂

主要为过氧化氢、过氧乙酸，适用于一般物体表面、食品容器、工具和设备（不包括餐饮具），空气等的消毒。

4.季铵盐类消毒剂

适用于环境与物体表面（包括纤维与织物），食品容器、工具和设备（不包括餐饮具），手、皮肤等的消毒，不适用于蔬菜、水果的消毒。

5.乙醇消毒剂

浓度为70%～80%的乙醇可用于手和皮肤的涂抹消毒，也可用于物体表面消毒。

6.乙醇类免洗速干手消毒剂

取适量的乙醇类免洗速干手消毒剂于掌心，按照标准洗手方法，充分搓擦双手20～30秒。

二、消毒液配制方法举例

以每片含有有效氯0.25g的漂粉精片配制1L的有效氯浓度为250mg/L的消毒液为例：

1）在专用容器中事先标好1L的刻度线。

2）在专用容器中加自来水至刻度线。

3）将1片漂粉精片碾碎后加入水中。

4）搅拌至漂粉精片充分溶解。

三、使用化学消毒注意事项

1.使用的消毒剂应处于保质期，并符合消毒产品相关标准，按照规定的温度等条件贮存。

2.严格按照规定浓度进行配制。

3.固体消毒剂应充分溶解使用。

4.餐饮具和盛放直接入口食品的容器在消毒前，应先清洗干净，避免油垢影响消毒效果。

5.餐饮具和盛放直接入口食品的容器消毒时应完全浸没于消毒液中，保持5分钟以上，或者按消毒剂产品使用说明操作。

6.使用时，定时测量消毒液中有效消毒成分的浓度。有效氯成分浓度低于要求时，应立即更换消毒液或适量补加消毒剂。

7.定时更换配置好的消毒液，一般每4小时更换一次。

8.消毒后，餐饮具和盛放直接入口食品的容器表面的消毒液应冲洗干净，并沥干或烘干。

附录C

餐饮服务从业人员洗手消毒方法

一、手部清洗方法（见图1）

1. 在流动水下淋湿双手。

2. 取适量洗手液，均匀涂抹至整个手掌、手臂、手指和指缝。

3. 认真揉搓双手至少20s，注意清洗双手所有皮肤，包括指背、指尖和指缝。工作衣为长袖的应洗到腕部，工作衣为短袖的应洗到肘部。

4. 标准的清洗手部方法：

1）掌心对掌心揉搓。

2）手指交错掌心对手背搓。

3）手指交错掌心对掌心搓擦。

4）两手互握互搓指背。

5）拇指在掌中转动搓擦。

6）指尖在掌心中搓擦。

5. 在流动水下彻底冲净双手。

6. 关闭水龙头（手动式水龙头应用肘部或以清洁纸巾包裹水龙头将其关闭）。

7. 用一次性清洁纸巾擦干或干手机吹干双手。

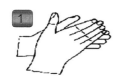
掌心对掌心搓擦

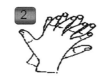
手指交错掌心对手背搓擦

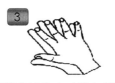
手指交错掌心对掌心搓擦

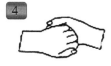
两手互握互搓指背

拇指在掌中转动搓擦

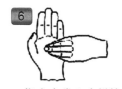
指尖在掌心中搓擦

图1　手部清洗方法

二、标准的手部消毒方法

消毒手部前应先洗净手部，然后参照以下方法消毒。

方法一：将洗净后的双手在消毒剂水溶液中浸泡20~30秒，用自来水将双手冲净。

方法二：取适量的乙醇类免洗速干手消毒剂于掌心，按照标准洗手方法，充分搓擦双手20~30秒，揉搓时保证手消毒剂完全覆盖双手皮肤，直至干燥。

附录 D

废弃物处置记录表示例

日期	废弃物种类	数量（kg）	处置时间	处置单位	处理人及联系方式	记录人	备注

附录E

卫生间清洁记录表示例

日期	时间	台面	洗手池	洗手液	擦手纸或干手器	镜面	地面	便池	卫生纸	纸篓	门	窗	记录人	备注

附录 F

紫外线消毒灯使用记录表示例

日期	消毒开始时间	消毒结束时间	本次消毒时间（分钟）	灯管累积使用时间（小时）	操作人

附录 G

岗前健康检查记录表示例

班组：_____

有碍健康事项：1.发热 2.恶心 3.呕吐 4.腹泻 5.腹痛 6.外伤烫伤 7.湿疹 8.黄疸 9.咽痛 10.咳嗽 11.工作衣帽 12.手指甲 13.头发、胡子 14.佩戴饰物 15.其他

考勤：出勤√ 病假△ 事假○ 迟到■ 旷工★（符号为举例，可修改）

序号	姓名	1	2	3	4	5	6	7	8	9	10	11	12	13	14	15	16	17	18	19	20	21	22	23	24	25	26	27	28	29	30	31
1																																
2																																
3																																
4																																
5																																
6																																
检查人																																

备注：

附录 H

进货查验记录表示例

进货日期	产品名称	规格	数量	生产批号或日期	生产者	地址及联系方式	供货者	地址及联系方式	随货证明文件检查				入库检查		自检或委检情况	记录人	备注
									许可证	营业执照	购货凭证	该批产品检验报告	其他合格证明	外观检查	温度检查			

附录I

食品留样记录表示例

日期	餐次	食品名称	出锅时间	留样量（g）	留样时间	留样人	审核人	样品处理时间	处理人签字

食品添加剂使用表示例

序号	使用日期	食品添加剂名称	生产者	生产日期	使用量（g）	功能（用途）	制作食品名称	制作食品量	使用人

附录K

设备检查记录表示例

检查时间：　　年　　月　　日　　时　　分至　　时　　分

设备	位置	是否正常运转	存在故障	是否报修	检查人签字

附录L

餐饮业食品安全知识培训样题及答案

一、选择题（共25题，每题2分）

1. 患有下列何种疾病的，治愈前不得从事直接为顾客服务的工作？（ ）

A.痢疾　B.肾炎　C.肝炎　D.胃溃疡

2. 从业人员须持有效（ ）方可上岗。

A.健康合格证　B.工作证　C.健康体检/卫生培训合格证

3. 最易污染黄曲霉并产生黄曲霉毒素B1的食品是（ ）。

A.家禽及蛋类　B.蔬菜及水果　C.水产品　D.花生玉米

4. 甲型肝炎的传播途径是（ ）。

A.日常生活接触传播　B.注射传播　C.胎盘传播　D.粪－口传播

5. 食品入库时应做到（ ）。

A.验收、登记、编号、挂牌、保质期　B.分类分架

C.隔墙离地　D.以上都对

6. 鲜黄花菜中含有的有毒有害物质是（ ）。

A.亚硝酸盐　B.龙葵碱　C.溶血素　D.秋水仙碱

7. 下列食品处理加工区域中不属于专间，无需按清洁操作区管理的是（ ）。

A.凉菜间　B.切配间　C.裱花间　D.分餐间

8. 食堂从业人员患有如下疾病时不得从事接触直接入口食品的工作，不包括（ ）。

A.痢疾　B.伤寒　C.糖尿病　D.病毒性肝炎

9.凉菜间内空气消毒一般采用紫外线消毒，当紫外线强度低于（　）μw/cm²，应及时更换灯管。

A.50　B.60　C.70　D.80

10.使用化学消毒法消毒餐饮具时，配好的消毒液一般多长时间更换一次。（　）

A.每4小时　B.每5小时　C.每6小时　D.每8小时

11.以下餐饮具消毒方法中不属于物理消毒方法的是（　）。

A.蒸汽　B.煮沸　C.红外线　D.84消毒液

12.《餐饮服务食品安全操作规范》（国家市场监管总局，2018）要求食品留样应在冷藏条件下的留样时间和留样量分别为（　）。

A.24小时、100克　B.48小时、100克

C.24小时、125克　D.48小时、125克

13.禁止采购使用下列哪类肉类及其制品（　）。

A.病死的　B.毒死的　C.未经检验或者检疫不合格的　D.以上都是

14."瘦肉精"是一类大剂量用于饲料可促进动物生长，减少脂肪含量，提高瘦肉率药物的统称，常见种类不包括：（　）。

A.盐酸克仑特罗　B.孔雀石绿　C.莱克多巴胺　D.沙丁胺醇

15.关于食品贮存运输的做法不正确的是（　）。

A.装卸食品的容器、工具、设备应当安全，无毒无害，保持清洁

B.防止食品在储存运输过程中受到污染

C.食品贮存运输温度符合食品安全要求

D.将食品和有毒有害物质一起运输

16.以下避免熟食品受到各种病原菌污染的措施中错误的是（　）。

A.接触直接入口食品的人员经常洗手但不消毒

B.保持食品加工场所清洁

C.避免昆虫鼠类等动物接触食品

D.避免生食品与熟食品接触

17.下列哪种食物一定要烧熟煮透，进食时有豆腥味，未熟透极易发生食物中毒？（　　）

A.豆浆　B.西红柿　C.青椒　D.黄瓜

18.新鲜蔬菜贮存过久，腐烂的蔬菜以及放置过久的煮熟蔬菜，以下哪种有害物质的含量会明显增加？（　　）

A.组胺类物质　B.无机砷　C.甲基汞　D.亚硝酸盐

19.从业人员良好卫生习惯不包括（　　）。

A.不用指尖挠头、挖鼻孔、擦拭嘴巴　B.饭前、便后要洗手

C.接触食品或食品器具、器皿前要洗手　D.早睡早起

20.需要熟制加工的食品应当烧熟煮透，其加工时食品中心温度应不低于（　　）。

A.50℃　B.60℃　C.70℃　D.80℃

21.高危易腐食品熟制后，在8℃～60℃条件下存放（　　）小时以上且未发生感官性状变化的，食用前应进行再加热。

A.3　B.4　C.2　D.5

22.食品原材料采购记录和凭证保存期限不得少于产品保质期满后六个月；没有明确保质期的，保存期限不得少于（　　）。

A.1年　B.2年　C.10个月　D.1年5个月

23.以下预防细菌性食物中毒的措施中错误的是（　　）。

A.尽量缩短食品存放时间

B.尽量当餐食用加工制作的熟食品

C.尽快使用完购进的食品原料

D.超过加工场所和设备的承受能力加工食品

24.造成细菌性食物中毒的常见原因为（　　）。

A.原料腐败变质　B.加工过程中发生生熟交叉污染

C.从业人员带菌污染食品　D.以上都是

25.食品留样的样品需冷藏多长时间?( )

A.12小时　　B.24小时　　C.48小时　　D.72小时

二、判断题(共25题，每题2分)

1."健康体检/卫生知识培训合格证"不得涂改、转让、倒卖、伪造。( )

2.75%酒精可作为擦拭手部消毒剂。( )

3.未取得食品经营许可证，不得从事餐饮业经营活动。( )

4.餐厅在呼吸道传染病流行季节应加强自然通风。( )

5.餐饮从业人员必须无职业禁忌疾病才能上岗。( )

6.餐饮业的排水沟出口和排气口应有网眼孔径小于6mm的金属网罩，以防鼠类侵入。( )

7.个人卫生应做到四勤，勤洗澡、勤洗手、勤洗衣服、勤换工作服。( )

8.采购食用油时，应购买正规包装的桶装油，不能购买无厂名、无厂址、无出厂日期、无保质期、无质量标准代码的散装食用油。( )

9.食品生产经营人员每年应当进行健康检查，取得健康证明后方可参加工作。( )

10.当收拾完生鱼、生肉、生禽之后又需要处理其他食品时，可以不用洗手。( )

11.临时工可以在公共场所单位先试用一周，表现好确定上班后再去办健康证。( )

12.餐饮具和盛放直接入口食品的容器，使用前应当洗净、消毒。( )

13.细菌性食物中毒的预防原则包括：防止污染、防止病原体繁殖及毒素形成、杀灭细菌及破坏毒素。( )

14.食堂后厨设计要遵循"生进熟出"的卫生学流程，即从原料进入、

原料处理、半成品加工至成品供应单向流动，这样可以减少交叉污染的机会。（　）

15.餐饮具消毒程序：一刮、二洗、三冲、四消毒、五保洁。（　）

16.食堂从业人员每年必须进行健康体检，新参加工作和临时参加工作人员可以先上岗然后再补体检。（　）

17.凉菜间"五专"要求是指：专用房间、专人制作、专用工具容器、专用冷藏设施、专用清洗及消毒设施。（　）

18.膳食指南中推荐成人每人每天应该摄入的谷类200～300g，其中全谷物和杂豆50～150g，薯类50～100g。（　）

19.蔬菜和茶叶中农药残留检测的重点是有机磷和氨基甲酸酯类农药。（　）

20.餐饮单位布局应符合加工程序，按照原料进入、原料加工制作、半成品加工制作、成品供应的流程合理布局。（　）

21.清洁区指为防止食品受到污染，清洁程度要求较高的加工制作区域，包括专间、专用操作区。（　）

22.餐饮具洁净度快速检测常用的ATP法的"ATP"中文全称是"二磷酸腺苷"。（　）

23.防控四害应遵循预防为主、防控结合的原则，一般优先使用环境治理、物理防治、生物防控等手段。（　）

24.食品在烧煮烹调过程中，可以使用未消毒的容器盛放熟食菜肴。（　）

25.冷藏是指将原料、半成品、成品置于冰点以上较低温度下贮存的过程，冷藏环境温度的范围应在0～8℃。（　）

参考答案

一、选择题

1.C 2.C 3.D 4.D 5.D 6.D 7.B

8.C 9.C 10.A 11.D 12.D 13.D 14.B

15.D 16.A 17.A 18.D 19.D 20.C 21.C

22.B 23.D 24.D 25.C

二、判断题

1.√ 2.√ 3.√ 4.√ 5.√ 6.√ 7.√

8.√ 9.√ 10.× 11.× 12.√ 13.√ 14.√

15.√ 16.× 17.√ 18.√ 19.√ 20.√ 21.√

22.√ 23.√ 24.× 25.√

参考文献

1. 餐饮服务食品安全操作规范. 北京：中国法制出版社，2018.

2. 凌文华. 食品安全知识读本. 广东：广东教育出版社，2011.

3. 钱峰，李荣. 餐饮业食品安全与操作规范. 北京：中国轻工业出版社，2015.

4. 黄清臻. 军队有害生物预防控制技术指导手册. 北京：人民军医出版社，2016.

5. 劳动和社会保障部教育培训中心，劳动和社会保障部中国就业培训技术指导中心. 营养配餐员中级技能高级技能技师技能. 北京：中国劳动社会保障出版社，2002.

6. 劳动和社会保障部中国就业培训技术指导中心. 烹饪基础知识. 北京：中国劳动社会保障出版社，2011.

7. 中国营养学会. 中国居民膳食指南2022. 北京：人民卫生出版社，2022.

8. 中国营养学会. 中国居民膳食指南2016科普版. 北京：人民卫生出版社，2016.

9. 刘英华，张永. 临床营养培训手册. 北京：化学工业出版社，2017.

10. 孙长颢. 营养与食品卫生学第8版. 北京：人民卫生出版社，2017.

11. 刘英华，薛长勇. 远离慢性病，从饮食开始. 北京：化学工业出版社，2018.

12. 北京协和医院. 营养科诊疗常规. 北京：人民卫生出版社，2012.

13. 郭迎. 餐饮服务从业人员食品安全培训教材. 北京：中国劳动社会保障出版社，2014.

14.上海市食品安全工作联合会.上海市食品从业人员食品安全知识培训教程餐饮服务分册.上海：华东理工大学出版社，2022.

15.胡维勤.食物中毒防治一本通.广州：广东科技出版社，2017.

16.潘承法.饮食从业人员卫生知识培训教材.北京：人民军医出版社，2014.

17.孙长颢.营养与食品卫生学（第8版）.北京：人民卫生出社，2017.

18.孙秀兰．食品安全化学污染防治．北京：化学工业出版社，2009.

19.曹小红．食品安全科学知识．北京：中国政法大学出版社，2012.

20.全国人民代表大会常务委员会．中华人民共和国食品安全法.2021.

21.GB 31654-2021《食品安全国家标准 餐饮服务通用卫生规范》.

22.GB 2760-2014《食品安全国家标准—食品添加剂使用标准》.

23.国家市场监督管理总局.食品经营许可和备案管理办法.2023.

24.孙宝国.《躲不开的食品添加剂》．北京：化学工业出版社，2012.

25.张小莺，殷文政.食品安全学（第二版）.北京：科学出版社，2017.

图书在版编目（CIP）数据

实用餐饮卫生工作手册 / 孟洋，张传福主编 . -- 北京: 民主与建设出版社，2023.12

ISBN 978-7-5139-4083-2

Ⅰ.①实… Ⅱ.①孟…②张… Ⅲ.①食品卫生 - 卫生管理 - 手册 Ⅳ.①R155.5-62

中国国家版本馆 CIP 数据核字（2023）第 233869 号

实用餐饮卫生工作手册

SHIYONG CANYIN WEISHENG GONGZUO SHOUCE

主　　编	孟　洋　张传福
责任编辑	刘树民
封面设计	逸品书装设计
出版发行	民主与建设出版社有限责任公司
电　　话	（010）59417747　59419778
社　　址	北京市海淀区西三环中路 10 号望海楼 E 座 7 层
邮　　编	100142
印　　刷	廊坊市印艺阁数字科技有限公司
版　　次	2023 年 12 月第 1 版
印　　次	2023 年 12 月第 1 次印刷
开　　本	710 毫米 × 1000 毫米　　1/16
印　　张	13.75
字　　数	175 千字
书　　号	ISBN 978-7-5139-4083-2
定　　价	39.80 元

注：如有印、装质量问题，请与出版社联系。